Heike Heverhagen

Vergleich der Nebenwirkungsmeldungen bei Angiotensin-II-Antagonisten aus unterschiedlichen Quellen

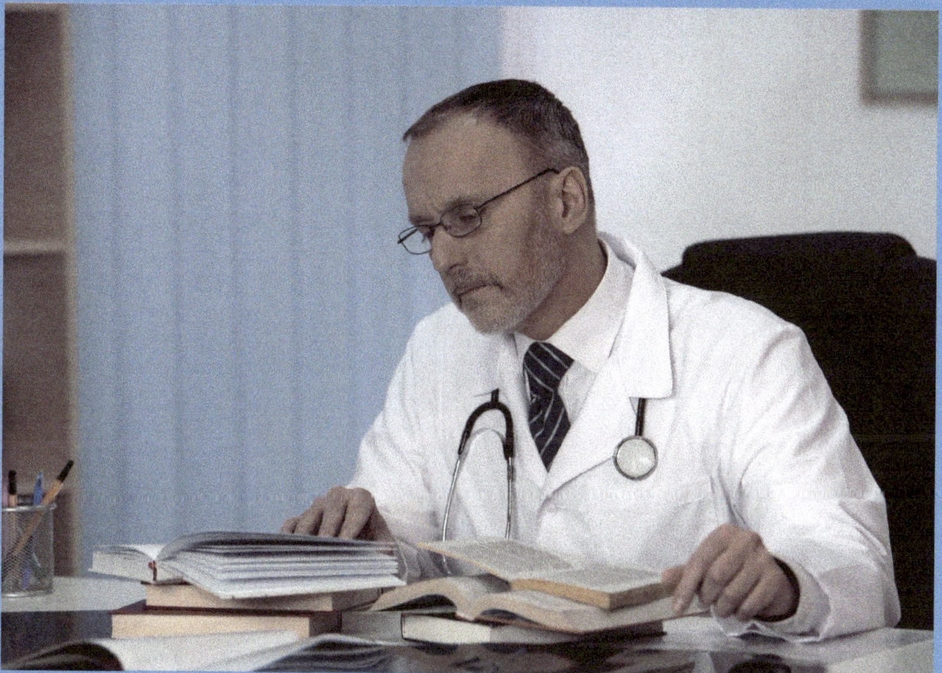

ibidem

Heike Heverhagen

Vergleich der Nebenwirkungsmeldungen bei Angiotensin-II-Antagonisten aus unterschiedlichen Quellen

SCHRIFTENREIHE MASTERSTUDIENGANG CONSUMER HEALTH CARE

herausgegeben von Prof. Dr. Marion Schaefer

ISSN 1869-6627

19 *Malena Johannes*
Big Data for Big Pharma
An Accelerator for The Research and Development Engine?
ISBN 978-3-8382-0942-5

20 *Christian Keinki*
Informationsbroschüren für Krebspatienten
Eine empfehlenswerte Quelle für Ratsuchende?
ISBN 978-3-8382-0920-3

21 *Anne Thoring*
Gesundheits-Applikationen (Apps) von pharmazeutischen Unternehmen und Medizinprodukte-Herstellern
Chancen und Risiken für die Patientenkommunikation
ISBN 978-3-8382-1009-4

22 *Cornelia Wiese*
Frühe Nutzenbewertung von Arzneimitteln aus Sicht der behandelnden Ärzte
ISBN 978-3-8382-0923-4

23 *Raphael Sell*
Arzneimitteltherapiesicherheit aus der Apotheke
Eine Studie zur Medikationsanalyse
ISBN 978-3-8382-1187-9

24 *Moritz Bayer*
Das „Showrooming"-Verhalten von Konsumenten im deutschen Arzneimittel- und Apothekenmarkt
Ursachen, Ausprägungen und strategische Handlungsempfehlungen für die operative Apothekenführung
ISBN 978-3-8382-1160-2

25 *Renate Wittig*
Alternativen zum Psychopharmakaeinsatz in Senioreneinrichtungen
ISBN 978-3-8382-1212-8

26 *Heike Heverhagen*
Vergleich der Nebenwirkungsmeldungen bei Angiotensin-II-Antagonisten aus unterschiedlichen Quellen
ISBN 978-3-8382-1319-4

Heike Heverhagen

VERGLEICH DER NEBENWIRKUNGSMELDUNGEN BEI ANGIOTENSIN-II-ANTAGONISTEN AUS UNTERSCHIEDLICHEN QUELLEN

ibidem Verlag

Bibliografische Information der Deutschen Nationalbibliothek
Die Deutsche Nationalbibliothek verzeichnet diese Publikation in der Deutschen Nationalbibliografie; detaillierte bibliografische Daten sind im Internet über http://dnb.d-nb.de abrufbar.

Bibliographic information published by the Deutsche Nationalbibliothek
Die Deutsche Nationalbibliothek lists this publication in the Deutsche Nationalbibliografie; detailed bibliographic data are available in the Internet at http://dnb.d-nb.de.

Coverabbildung: ID 126258088 © motortion | Dreamstime.com

∞
Gedruckt auf alterungsbeständigem, säurefreien Papier
Printed on acid-free paper

ISBN-13: 978-3-8382-1319-4

Printed in the EU

Inhaltsverzeichnis

Abkürzungsverzeichnis

ACE-Hemmer	Angiotensin Converting Enzyme-Hemmer
AkdÄ	Arzneimittelkommission der deutschen Ärzteschaft
ANSM	Französische Regulierungsbehörde
AOK	Allgemeine Ortskrankenkasse
BfArM	Bundesinstitut für Arzneimittel und Medizinprodukte
CHARM	Candesartan in Heart failure
CHMP	Committee for Medicinal Products for Human Use
CK	Creatinkinase
cumm	mm^3 bzw. µl
DDD	Defined Daily Dose
e. V. DHL	eingetragener Verein Deutsche Hochdruckliga
EEA	European Economic Area (Europäischer Wirtschaftsraum)
EG	Europäische Gemeinschaft
EMA	Europäische Arzneimittelagentur
embryotox.de	Internetportal des Pharmakovigilanz- und Beratungszentrums für Embryonaltoxikologie der Charité-Universitätsmedizin Berlin
ESC	European Society of Cardiology
ESH	European Society of Hypertension
et. al.	und andere
EU	Europäische Union
GKV	gesetzliche Krankenversicherung
HCT	Hydrochlorothiazid
ICH	International Conference on Harmonisation
ICSR Form	Individual Case Safety Reports (Erfassungsformular Nebenwirkungsmeldung)

IMS Health	börsennotiertes US-amerikanisches Unternehmen, das in der Marktforschung tätig war (seit Oktober 2016 „QuintilesIMS“)
incl.	inklusive
INN	International Nonproprietary Name (Internationaler Freiname)
Livivo	kostenfreies medizinisches Informationsportal
MedDRA	Medical Dictionary for Regulatory Activities
mmHg	Maßeinheit Millimeter Quecksilbersäule
NAVIGATOR	Nateglinide and Valsartan in Impaired Glucose Tolerance Outcomes Research
NON-EEA	außerhalb der EEA (außerhalb des europäischen Wirtschaftsraumes)
NOS	nicht weiter spezifiziert
Off-Label-Use	Anwendung außerhalb der Zulassung
p-Wert	Überschreitungswahrscheinlichkeit, Signifikanzwert; englisch p
PharMaAnalyst	frei zugängliche Datei des Wissenschaftlichen Institutes der AOK
PPI	Protonenpumpeninhibitoren
ProFESS	Prevention Regimen For Effectively avoiding Second Strokes
PSA	Prostataspezifisches Antigen
Pubmed	englischsprachige bibliographische Referenzdatenbank mit medizinischen Artikeln
RAAS	Renin-Angiotensin-Aldosteron-System
SANZ	Schweizer Arzneimittelnebenwirkungszentrale
TMD	Tagesmaximaldosis
Tsd.	Tausend
UAW	Unerwünschte Arzneimittelwirkung
US-amerikanisch	aus den USA stammend
USA	United States of America

VO	Verordnungen
WHO	World Health Organisation

0 Zusammenfassung

Im Ergebnis einer Recherche in der EudraVigilance-Datenbank resultieren (tagaktuelle) Ergebnisberichte zu Verdachtsfällen an Nebenwirkungen, die im Zusammenhang mit den Fachinformationen und Datenbanken wichtige Entscheidungshilfen für den Einsatz von Angiotensin-II-Antagonisten bieten können. Dabei sind Recherchen beispielsweise zu Systemorganklassen, verdächtigen Reaktionen, Altersgruppen und Reportergruppen möglich. Anhand einer exemplarischen Auswertung der Verdachtsfälle zu unerwünschten Arzneimittelwirkungen des Wirkstoffs Valsartan aus der EudraVigilance-Datenbank in der Indikation Hypertonie wurde festgestellt, dass die aktuelle Fachinformation von Valsartan Lücken bei den Angaben der Nebenwirkungen aufweist. Durch Vergleich mit den Angaben in den Fachinformationen der anderen betrachteten Angiotensin-II-Antagonisten wurde ermittelt, ob die für Valsartan neu gefundene Reaktion, die sich auch nicht aus den Nebenwirkungen der weiteren verdächtigen / interagierenden Arzneimitteln der Meldung erklärt, in der Arzneistoffklasse schon aufgetreten ist oder sogar gruppenspezifisch erscheint.

Aus der Zahl der durch Recherche in der EudraVigilance-Datenbank gefundenen Verdachtsfälle zu bestimmten Nebenwirkungen einer Systemorganklasse kann jedoch keine Häufigkeitseinstufung berechnet werden, da die Zahl der exponierten Patienten und die Zahl der unterbliebenen Meldungen nicht bekannt sind. Deswegen wird als weitere Datenquelle die Datenbank des Arzneitelegramms ausgewertet, deren Häufigkeitsangaben nicht nur aus inländischen, sondern auch aus US-amerikanischen Produktinformationen sowie Metaanalysen und Studien resultieren. Ergänzend werden Ergebnisse einer Literaturrecherche zu den Nebenwirkungen der Angiotensin-II-Antagonisten aus den Literaturdatenbanken Pubmed und Livivo aus dem Zeitraum 1995–2016 hinzugezogen.

Im Ergebnis kann festgestellt werden, dass aufgrund des Vergleichs der gesamten Zahl der Verdachtsfälle pro Systemorganklasse und Wirkstoff aus der EudraVigilance-Datenbank auch bei den anderen Angiotensin-II-Antagonisten Lücken vermutet werden müssen. Dieser Verdacht erhärtet sich noch durch die Auswertung der Häufigkeitseinstufung des Arzneitelegramms bei vielen Nebenwirkungen und durch Ergebnisse der Literaturrecherche.

Ein wichtiges Ergebnis ist die im Vergleich zu den anderen Angiotensin-II-Antagonisten auffallende 3- bis 5-fach größere Häufigkeit der Zahl der Verdachtsfälle für Sprue-ähnliche Enteropathien bei dem Wirkstoff Olmesartan.

In Frankreich ergriff die nationale Regulierungsbehörde bereits 2016 Maßnahmen, so dass dort der Wirkstoff nicht mehr erstattungsfähig ist. Bei gleicher Wirksamkeit in der Arzneistoffklasse wird empfohlen, andere Angiotensin-II-Antagonisten einzusetzen.

Auffallend sind ebenfalls die spärlichen Angaben zu Nebenwirkungen bei dem Wirkstoff Eprosartan, die sich in der Auswertung nicht bestätigt hat. Beispielsweise ist die Husteninzidenz als Nebenwirkung bei Eprosartan mit bis zu 13 % (Angabe Datenbank Arzneitelegramm) häufiger als bei dem Durchschnitt der Arzneistoffklasse der ACE-Hemmer (10 %). Dies ist bedeutsam, da gerade Angiotensin-II-Antagonisten wegen ihrer niedrigeren Nebenwirkungsinzidenz (Husten) den ACE-Hemmern vorgezogen werden.

Für eine(n) Angehörige(n) der Heilberufe ist es erschwert, Vergleiche zwischen Vertretern der Angiotensin-II-Antagonisten anhand der Fachinformationen vorzunehmen, weil die Angaben zu Nebenwirkungen Lücken aufweisen, Sekundärliteratur erforderlich ist und Begriffe in verschiedenen Abschnitten der Fachinformation (Nebenwirkungen in Textform in den Abschnitten 4.4, 4.6 und 4.9) sowie auch mit verschiedenen Begrifflichkeiten erfolgen. Weitere Querverweise auf gruppenspezifische Effekte wären hilfreich, wie z. B. der Hinweis auf Nebenwirkungen, die bisher nur bei anderen Vertretern der Arzneistoffklasse vorgekommen sind, aber auch bei dem beschriebenen Angiotensin-II-Antagonisten denkbar wären (Beispiele: Anämie, Rhabdomyolyse).

1 Einleitung

Nach einer Statistik der Deutschen Hochdruckliga e. V. DHL leiden 20 bis 30 Millionen der heute lebenden Bundesbürger unter Bluthochdruck (also fast jeder Dritte in Deutschland) (1). Bereits die Hälfte der 14- bis 17-jährigen Jungen und ein Viertel der 14- bis 17-jährigen Mädchen überschreiten die Erwachsenengrenzwerte für einen nicht optimalen Blutdruck von 120 / 80 mm Hg (2). Bluthochdruck ist jedoch behandelbar. Im Juni 2013 wurden die neuen European Society of Hypertension (ESH) / European Society of Cardiology (ESC)-Leitlinien zum Management der arteriellen Hypertonie publiziert (3). In den neuen Leitlinien wird der Blutdrucksenkung an sich die größte Bedeutung zugemessen, nicht die Art der Wirkstoffklasse, die dafür verwendet wird. Demzufolge sind die fünf großen Substanzklassen zur Behandlung der Hypertonie (Diuretika, Betablocker, Calciumantagonisten, ACE-Hemmer und Angiotensin-II-Antagonisten) alle gleichermaßen für die Initial- und Dauerbehandlung geeignet, sei es als Mono- oder Kombinationstherapie. Natürlich sollte dies unter Berücksichtigung von absoluten oder relativen Kontraindikationen und spezifischen Indikationen erfolgen. In die Therapieentscheidung einzubeziehen sind allerdings auch Faktoren wie Komedikationen (Interaktionsmöglichkeiten) und die Wahrscheinlichkeit sowie die Art von unerwünschten Nebenwirkungen, die bei der jeweiligen Substanzklasse auftreten können.

2 Ziel- und Aufgabenstellung

In dieser Arbeit soll das Nebenwirkungsprofil von 7 Vertretern der Angiotensin-II-Antagonisten (Candesartan, Eprosartan, Irbesartan, Losartan, Telmisartan, Valsartan und Olmesartan), insbesondere am Beispiel von Valsartan, unter Einbeziehung der im Spontanmeldesystem EudraVigilance-Datenbank enthaltenen Verdachtsfälle, einer Auswertung der Datenbank des Arzneitelegramms zur Nebenwirkungshäufigkeit sowie einer Analyse von Fallberichten und Publikationen aus einer Literaturrecherche von 1995 bis 2016 analysiert werden.

Vertreter der Wirkstoffklasse der Angiotensin-II-Antagonisten befinden sich seit 1995 in Deutschland im Handel. In Studien zur Effektivität und Sicherheit der Angiotensin-II-Antagonisten werden lediglich Nebenwirkungen im Placebobereich attestiert (4). Seltene Nebenwirkungen können in den kontrollierten Studien, die zur Arzneimittelzulassung geführt haben, meist nicht vollständig beschrieben werden. Gründe liegen hier in der statistischen Aussagekraft und in der speziellen Patientenselektion im Rahmen klinischer Prüfungen, die nicht unbedingt repräsentativ für die zu behandelnde Bevölkerungsgruppe sind (5), (6). Jedoch können auch seltene Nebenwirkungen bedeutsam werden, wenn die Anwendungshäufigkeit in der Bevölkerung sehr groß ist. Beispielsweise würde eine sehr seltene Nebenwirkung, die im Verhältnis 1 : 100.000 auftritt, bei Einnahme des Wirkstoffes von 22 Millionen Patienten (8 Milliarden Tagesdosen geteilt durch 365 ergibt ca. 22 Millionen Tagesdosen) zu einem 22.000-fachen Auftreten dieser sehr seltenen Nebenwirkung führen. Das ist besonders bedeutsam, wenn die entsprechende Nebenwirkung als schwerwiegend eingestuft ist.

In der vorliegenden Arbeit soll ermittelt werden, ob es innerhalb der Arzneistoffklasse Angiotensin-II-Antagonisten Auffälligkeiten im Profil der Verdachtsfälle an Nebenwirkungen pro Systemorganklasse (Begriffserläuterung siehe Kapitel 4.3) zwischen den einzelnen Wirkstoffen gibt. Weiter soll exemplarisch zu Valsartan als Vertreter der Angiotensin-II-Antagonisten in der EudraVigilance-Datenbank recherchiert werden, ob es verdächtige Reaktionen gibt, die in der aktuellen Fachinformation von Valsartan (7) nicht enthalten sind. Danach wird geprüft, ob diese Verdachtsfälle in den Fachinformationen der anderen zu betrachtenden Angiotensin-II-Antagonisten enthalten sind (8), (9), (10), (11), (12), (13). Es soll diskutiert werden, ob es sich um einen gruppenspezifischen Effekt handeln könnte. Da aus der Zahl der gefundenen Meldungen in der EudraVigilance-Datenbank keine Häufigkeit der verdächtigen Reaktion geschlussfolgert werden kann, wird die Häufigkeitseinstufung aus der Datenbank des Arzneitelegramms zum Vergleich mit den Fachinformationen herangezogen. Funde aus der Literaturrecherche zu verdächtigen Reaktionen sollen die Ergebnisse ergänzen.

3 Material und Methode

3.1 Vergleich der gemeldeten Verdachtsfälle an Nebenwirkungen pro Systemorganklasse für Candesartan, Eprosartan, Irbesartan, Losartan, Telmisartan, Valsartan und Olmesartan

Zur Orientierung wird der Verbrauch an Tagesdosen zu Lasten der GKV in Deutschland 2016 für jeden der genannten Angiotensin-II-Antagonisten mit Hilfe der öffentlich zugänglichen Datei „PharMaAnalyst" des Wissenschaftlichen Institutes der AOK (14) dargestellt. Daraus ergibt sich, welcher Angiotensin-II-Antagonist wie häufig in Deutschland angewendet wird. Theoretisch könnten von dem am meisten angewendeten Angiotensin-II-Antagonisten auch die meisten Verdachtsfälle gemeldet sein. Deshalb werden die Zahl der gemeldeten Verdachtsfälle an Nebenwirkungen in der EudraVigilance-Datenbank kumulativ bis Ende Januar 2018 in dieser tabellarischen Übersicht aufgeführt. Da es sich um eine europäische Datenbank handelt, ist auch interessant, aus welchen Herkunftsländern die Meldungen stammen. Die Herkunft der Meldungen aus den Staaten des Europäischen Wirtschaftsraumes (EEA – European Ecomomic Area) und der Länder außerhalb des Europäischen Wirtschaftsraumes (NON – EEA Staaten) („Number of individual cases by EEA countries" – Zahl der individuellen Fälle aus dem europäischen Wirtschaftsraum) wird ausgewertet. Eventuelle Zusammenhänge zu der gemeldeten Zahl an Verdachtsfällen für Nebenwirkungen werden erläutert.

Auf der Webseite des Bundesinstitutes für Arzneimittel und Medizinprodukte unter dem Begriff Arzneimittel, Pharmakovigilanz (15) findet sich der direkte Zugang zur Europäischen Datenbank zu Nebenwirkungen (EudraVigilance-Datenbank) (16). Für diese Datenbank existieren entsprechend dem Datenschutzgesetz Zugänge für Zulassungsinhaber, nationale Regulierungsbehörden, akademische Institutionen, die Gesundheitsberufe und die Öffentlichkeit, die WHO und medizinische Regulierungsbehörden außerhalb der EU. Für diese Arbeit wurde der Zugang für healthcare professionals (Gesundheitsberufe), patients (Patienten) and the general public (Öffentlichkeit) genutzt.

Recherchiert wird in der Datenbank mit Hilfe der Suchfunktion (17). Da nicht alle Angiotensin-II-Antagonisten zentral zugelassen sind, wird einheitlich nur über die INN-Bezeichnung („Suspected adverse drug reaction reports for Substances") gesucht. Im Ergebnis dieses Schrittes „Suche" erscheinen zu dem jeweiligen Wirkstoff die Reiter:

- „Number of individual cases (by age group, by sex)" (Zahl der individuellen Fälle (nach Alter, nach Geschlecht)),
- „Number of individual cases received over time" (Zahl der individuellen Fälle, die über die Zeit kumulativ gemeldet wurden),
- „Number of individual cases by EEA countries" (Zahl der individuellen Fälle aus dem europäischen Wirtschaftsraum),
- „Number of individual cases by reaction groups (by sex, by age group, by seriousness, by reporter group, by geographic origin" (Zahl der individuellen Fälle nach Systemorganklassen (nach Geschlecht, nach Altersgruppe, nach Schweregrad, nach der Qualifikation des Meldenden, nach geographischer Herkunft),
- „Number of individual cases for a selected reaction group" (Zahl der individuellen Fälle nach einer bestimmten Systemorganklasse),
- „Number of individual cases for a selected reaction" (Zahl der individuellen Fälle nach einer bestimmten Reaktion) und
- „Line Listing" (Auflistung gesammelter Verdachtsfälle nach ausgewählten Filterkriterien).

Die gewählten Filterkriterien für die Suche nach Verdachtsfällen für den Wirkstoff Valsartan und je Systemorganklasse werden in Tabelle 1 dargestellt.

Tabelle 1: Suchkriterien zur Recherche der Verdachtsfälle an Nebenwirkungen pro Systemorganklasse, Beispiel Systemorganklasse Blut- und Lymphsystem

Choose the filtering conditions to see the line listing of individual cases identified in EudraVigilance for VALSARTAN (up to Jan 2018)	
Seriousness	None
Geographic origin	None
Reporter Group	None
Sex	None
Age Group	None
Reaction Groups	Blood and lymphatic disorders
Reported Suspected Reaction	None
Gateway Date	2018 bzw. 2017

Das Rechercheergebnis in Form der Tabellen (Line Listing) pro Systemorganklasse (reaction groups) listet die im Abfragezeitraum gemeldeten Verdachtsfälle in fortlaufenden Tabellenzeilen. Eine Tabellenzeile entspricht einem Verdachtsfall (siehe Einzelheiten und Benutzerhinweise) (18).

In einigen Fällen wurden bei der Auswertung inhaltliche Diskrepanzen zwischen den Inhalten der Tabellenzeilen und den jeweiligen angehängten Erfassungsformblättern (ICSR Form) festgestellt (im Erfassungsformular wurden z. B. keine Arzneistoffe aufgeführt, der recherchierte Wirkstoff Valsartan war nicht angegeben o. ä.). Da davon ausgegangen wird, dass die Erfassungsformblätter den Verdachtsfall authentisch widerspiegeln, wurden generell die Inhalte der Erfassungsformblätter zugrunde gelegt. Unter den gemeldeten Verdachtsfällen werden nur die ausgewählt, bei denen der Wirkstoff Valsartan in der Indikation Hypertonie angewendet wurde.

3.2 Vorgehensweise bei der Auswertung der gefundenen Verdachtsfälle für Valsartan aus der Tabelle Line Listing

3.2.1 Suche nach Verdachtsfällen, die auf Valsartan und nicht auf die weiteren suspekten und interagierenden Arzneimittel zutreffen

Es wurde eine Zwischenübersicht für jede der ausgewerteten reaction groups (Systemorganklassen) erstellt, in der enthalten sind bzw. ausgewertet wurden:

- die laufende Nummer des (aus Line Listing) ausgewählten Erfassungsformulares (Kriterium: Valsartan bei Indikation Hypertonie),
- die Schwere des Verdachtsfalles (schwerwiegend: ja / nein),
- erfolgte eine Monotherapie mit dem Wirkstoff Valsartan: (ja / nein),
- wurden weitere für die angegebene(n) verdächtige(n) Reaktion(en) in Frage kommenden Arzneimittel (verdächtig oder interagierend) angegeben: (Aufzählung) und
- die Information, ob bei den weiteren Arzneimitteln bzw. Arzneistoffen, die neben Valsartan als verdächtig oder interagierend angewendet worden waren, in der aktuellsten zugehörigen Fachinformation, bei Arzneimitteln / Arzneistoffen aus Nicht-EU-Ländern in der Drugbase Datenbank bzw. der jeweiligen Fachinformation des Herkunftlandes oder in der Fachinformation eines in der EU analogen Wirkstoffes der gleichen Stoffgruppe die gemeldeten verdächtigen Reaktionen enthalten waren (ja / nein). Bei Verdachtsfällen zur Teratogenität/Fetotoxizität von Arzneistoffen wurde neben der Fachinformation die Datenbank embryotox.de benutzt.

Unter dem Begriff schwerwiegend (Serious adverse reaction) wird in dieser Arbeit eine Nebenwirkung verstanden, die zum Tod führt, lebensbedrohlich ist, eine Hospitalisation oder Verlängerung einer Hospitalisation erfordert, in Dauerschäden oder einer signifikanten Behinderung oder Invalidität resultiert oder aber eine angeborene Anomalie bzw. einen Geburtsdefekt darstellt (6). In diesem Punkt wird von dem Web report user guide der EudraVigilance-Datenbank abgewichen, der unter schwerwiegend darüber hinaus einen Zusammenhang zu einem medizinisch wichtigen Ereignis versteht, wie

z. B. ein allergischer Bronchospasmus, der eine Notfallbehandlung (Notaufnahme oder zu Hause) erfordert oder z. B. Krämpfe/Anfälle oder ernste Blutkrankheiten, die nicht eine Hospitalisation nach sich ziehen (18). Um Doppelerfassungen auszuschließen wird anhand der EU local number in ähnlich gelagerten Fällen geprüft, ob es sich wirklich um verschiedene Fälle handelt. Fand sich in mindestens einer der Fachinformationen der neben Valsartan suspekten/interagierenden Arzneistoffe/Arzneimittel die gemeldete verdächtige Reaktion (egal mit welcher Häufigkeit), wird der ursächlich in Line Listing enthaltene Verdachtsfall nicht weiter verfolgt, da ein Zusammenhang zu Valsartan schon deshalb in Frage zu stellen ist.

Die Zwischenübersichten nach 3.2.1 werden in der Arbeit nicht aufgeführt, sondern erst die gekürzte Version nach Kapitel 3.2.2.

3.2.2 Suche nach Verdachtsfällen, die auf Valsartan zutreffen könnten, aber in der aktuellen Fachinformation von Valsartan nicht enthalten sind

Die gemeldeten verdächtigen Reaktionen, die nicht in den Fachinformationen der weiteren genannten suspekten/interagierenden Arzneistoffen/Arzneimitteln enthalten sind, werden in einer Folgedarstellung, sortiert nach der jeweiligen reaction group bzw. Systemorganklasse, mit den Angaben der aktuellsten Fachinformation von Valsartan (7) verglichen.

Im Ergebnis resultiert eine Übersicht (die nun in jeder Systemorganklasse tabellarisch oder in Textform dargestellt wird), in der nur die gefundenen Verdachtsfälle an Nebenwirkungen gelistet werden, die weder in den Fachinformationen der verdächtigen und interagierenden Arzneimittel noch in der Fachinformation von Valsartan aufgeführt sind.

Tabelle 2: Tabellenkopf der Ergebnistabelle

Lfd. Nr.	Gemeldete Reaktion Systemorganklasse	Ist diese Reaktion schwerwiegend? [ja/nein]	Wurde nur Valsartan eingenommen? [ja/nein]	Weitere angegebene suspekte/interagierende Arzneistoffe/ Handelspräparate:	Ist die Reaktion in den Fachinfos der suspekten/interagierenden AM aufgeführt? [ja/nein]

Eine Ausnahme bilden die 3 Systemorganklassen Produktprobleme, Soziale Umstände und Chirurgische und medizinische Eingriffe, weil diese nicht klinische und nicht die verdächtige Arzneimittelwirkung betreffende Inhalte berücksichtigen (19).

3.2.3 Vergleich der gefundenen Verdachtsfälle für Valsartan nach reaction groups (Systemorganklassen) mit den Fachinformationen der anderen zu betrachtenden Angiotensin-II-Antagonisten, den Häufigkeitskategorien des Arzneitelegramms und Ergänzung um diesbezügliche Funde aus der Literaturrecherche

Im nächsten Schritt wird der Anteil der Verdachtsfälle aus der EudraVigilance-Datenbank in der jeweiligen Systemorganklasse pro Wirkstoff (siehe Ergebnistabelle aus Kapitel 3.1) im Zusammenhang mit den in den Fachinformationen der Angiotensin-II-Antagonisten angeführten Nebenwirkungen bewertet. Weiter ist interessant, ob eine der für Valsartan neu gefundenen verdächtigen Reaktionen in der Fachinformation eines anderen Sartanes enthalten ist (evtl. Klasseneffekt).

Vergleichende Häufigkeitseinstufungen von Nebenwirkungen aus der Datenbank des Arzneitelegramms werden – soweit recherchierbar – ebenfalls hinzugezogen. Die Nebenwirkungsangaben aus dem Arzneitelegramm werden aus deutschen und US-amerikanischen sowie europäischen Produktinformationen sowie aus klinischen Studien, vorzugsweise Metaanalysen bzw. europäischen Bewertungsberichten gespeist. In deutschen wie beispielsweise auch in US-amerikanischen Produktinformationen werden Häufigkeiten regelhaft in Kategorien angegeben, in den US-amerikanischen Produktinformationen erfolgen zudem häufiger auch konkrete Prozentangaben (20). Die resultierenden Erkenntnisse werden durch die Funde aus der durchgeführten Literaturrecherche ergänzt.

4 Definitionen und Erläuterungen

4.1 Definition des Begriffes Nebenwirkung

Vor der Änderung der Richtlinie 2001/83/EG (Inkrafttreten am 01.07.2012) wurde eine unerwünschte Nebenwirkung definiert als „eine Reaktion auf das Arzneimittel, die schädlich und unbeabsichtigt ist und bei Dosierungen auftritt, wie sie normalerweise beim Menschen zur Prophylaxe, Diagnose oder Therapie von Krankheiten oder für die Wiederherstellung, Korrektur oder Änderung einer physiologischen Funktion verwendet werden". In diese Definition nicht eingeschlossen waren absichtliche Überdosierungen (Suizidale Absicht), Applikations- und Medikationsfehler, sondern nur der bestimmungsgemäße Gebrauch (6). Nach Inkrafttreten der Änderung der Richtlinie 2001/83/EG sind unter „Nebenwirkung" („adverse drug reaction") in den Mitgliedsstaaten der Europäischen Union auch Medikationsfehler, die eine Auswirkung auf die Patienten haben, der Missbrauch von Arzneimitteln sowie der Off-Label-Use (Anwendung des Arzneimittels nicht entsprechend der Zulassung) unter dem Begriff Nebenwirkung erfasst (21).

Damit sind Nebenwirkungen bei Arzneimitteln, die zur Anwendung beim Menschen bestimmt sind, nun schädliche und unbeabsichtigte Reaktionen auf das Arzneimittel. Es ist zu unterscheiden zwischen dem Auftreten der Nebenwirkung

- bei bestimmungsgemäßem Gebrauch (innerhalb der Zulassung),
- in Folge eines Medikationsfehlers und
- in Folge von Missbrauch oder beruflicher Exposition.

Synonym werden die Begriffe „unerwünschte Nebenwirkung", „adverse reaction", „adverse drug reaction", „suspected adverse (drug) reaction", „adverse effect" oder „undesirable effect" verwendet (21). Unter einem Medikationsfehler wird dabei ein (unbeabsichtigtes) Abweichen von dem für den Patienten optimalen Medikationsprozess verstanden (22).

4.2 Die EudraVigilance-Datenbank als ein Spontanmeldesystem

Unter einem Spontanmeldesystem wird die systematische Erfassung und Evaluation von Verdachtsfällen von Nebenwirkungen verstanden, die von einer berichtenden Stelle (z. B. Klinikarzt, niedergelassener Arzt, Bürger, Apotheker) an eine zentrale Stelle gemeldet werden. Der wichtigste Vorteil eines Spontanmeldesystems liegt in der Überwachung des gesamten Einsatzgebietes des Arzneimittels unter Einbeziehung aller potentieller Risikogruppen (Schwangere, multimorbide Patienten, ältere Patienten, Kinder etc.) und das dauerhaft über einen langen Zeitraum. Außerdem ist es relativ kostengünstig. Es ist ein wichtiges System, um neue Erkenntnisse insbesondere zu selten auftretenden Nebenwirkungen zu bekommen.

Die Häufigkeit, mit der Nebenwirkungen auftreten, sind allerdings nicht aus den Daten eines Spontanmeldesystems zu berechnen, da die Daten zu der Zahl von Patienten, die diese Arzneimittel eingenommen haben und auch wie viele Nebenwirkungen nicht gemeldet wurden, nicht bekannt sind (deshalb ungeeignet für pharmakoepidemiologische Fragestellungen). Dagegen sind bei Studien diese Werte bekannt, so dass, wo auch immer, die Häufigkeit von Nebenwirkungen angegeben werden soll.

Einer der wichtigen weiteren Nachteile eines Spontanmeldesystems ist, dass die Kausalität zwischen der gemeldeten Nebenwirkung und dem angewendeten Arzneimittel nur selten bewiesen werden kann. Weiter ist die Meldung von der Aufmerksamkeit des Heilberuflers oder Bürgers sowie der Informiertheit des Melders abhängig. Letztendlich besteht das größte Problem des Spontanmeldesystems darin, dass nur wenige Ärzte den Verdacht auf eine Nebenwirkung melden (sogenanntes „underreporting“). Durch Veröffentlichungen von Verdachtsmeldungen zu Nebenwirkungen, zum Beispiel von der Food and Drug Administration der USA, sowie beispielsweise bei Neueinführungen, die mit viel Marketing verbunden sind, kann es zu vermehrten Fallmeldungen kommen, die durch eine erhöhte Aufmerksamkeit für eine bestimmte Nebenwirkung bedingt sind (Beeinflussung). Auf der anderen Seite können mit Hilfe der Daten von Spontanmeldesystemen Aussagen zu Berichtshäufigkeiten von Wirkstoffen der gleichen Gruppe getätigt werden, die Anlass zu weiteren Untersuchungen geben können. Es können Signale generiert werden, das heißt, Hinweise auf mögliche kausale Beziehungen zwischen einem Arzneimittel und einer Nebenwirkung können resultieren (23).

Bisher bestand in Deutschland als „Übergangslösung" eine öffentlich zugängliche Nebenwirkungsdatenbank des BfArM. Seit dem 22.11.2017 wurde diese Datenbank durch die EudraVigilance-Datenbank abgelöst. Diese wurde von der europäischen Arzneimittelagentur zur Sammlung von Verdachtsfällen von Nebenwirkungen im Zuge der Umsetzung der im Jahr 2012 in Kraft getretenen Änderungen der pharmazeutischen Gesetzgebung in der Europäischen Union geschaffen (24).

4.3 Begriff der Systemorganklassen

In dem bereits erwähnten Medizinischen Wörterbuch für Aktivitäten im Rahmen der Arzneimittelzulassung werden internationale medizinische Begriffsdefinitionen verwendet, die unter der Schirmherrschaft der International Conference on Harmonisation (ICH) als Technische Begriffsdefinitionen im Rahmen der Arzneimittelzulassung (Humanbereich) entwickelt wurden. Das ist wichtig, weil die Verwendung verschiedener Begriffe für gleiche Sachverhalte das Wiederauffinden und die Analyse von Daten erschwert. Die Systemorganklassen sind ein wichtiges Strukturelement dieser Terminologie und stellen die höchste Ebene in der Hierarchie der Begriffe dar (19).

In dieser Arbeit werden die Verdachtsfälle von Nebenwirkungen nach diesen Systemorganklassen gegliedert dargestellt, um auch die Vergleichbarkeit mit den Fachinformationen zu gewährleisten.

5 Darstellung der Ergebnisse

5.1 Hinweis auf ein Signal für gastrointestinale Nebenwirkungen des Wirkstoffes Olmesartan

Eine Übersicht über die Häufigkeit der Verordnung der einzelnen Angiotensin-II-Antagonisten in ihrer Wirkstoffgruppe für Deutschland wird in Tabelle 3 ersichtlich. In Tabelle 3 werden die Zahl der Verordnungen, der prozentuale Anteil der Verordnungen eines Wirkstoffes an der Gesamtsumme, der Verbrauch in Tagesdosen (Maßeinheit Tausend DDD), der prozentuale Anteil des Verbrauches an Tagesdosen an der Gesamtsumme, die in der EudraVigilance gemeldeten Verdachtsfälle und die prozentualen Anteile der Verdachtsfälle an unerwünschten Nebenwirkungen (kumulativ bis Ende Januar 2018) für Candesartan, Eprosartan, Irbesartan, Losartan, Telmisartan, Valsartan und Olmesartan aufgeführt. Es handelt sich bei dem Inhalt der ersten fünf Spalten um die Verbrauchszahlen für die Wirkstoffe in Monotherapie in Deutschland zu Lasten der GKV im Jahr 2016.

Die Darstellung des Verbrauches erfolgt in den Maßeinheiten „Zahl der Verordnungen“ und „zu Lasten der GKV verordneter Tagesdosen (DDD)“. Die DDD basiert auf der Menge eines Wirkstoffes bzw. eines Arzneimittels, die entsprechend der Hauptindikation bei Erwachsenen pro Tag angewendet wird. Zu berücksichtigen ist, dass die DDD nicht die empfohlene oder tatsächlich verordnete Tagesdosis wiedergibt, sondern eine technische Maß- und Vergleichseinheit darstellt. Gegenüber anderen Messgrößen, wie der Anzahl abgegebener Verpackungen, oder dem damit erzielten Umsatz hat die DDD den Vorteil, dass der Verbrauch eines Arzneimittels anhand einer zuvor festgelegten Wirkstoffmenge direkt gemessen wird. Vorteil der DDD als Vergleichsmaß ist auch, dass Änderungen der Packungsgrößen oder Dosisstärken den gemessenen Verbrauch nicht verfälschen können (25).

Tabelle 3: Gegenüberstellung der prozentualen Verteilung des Verbrauches (Verordnungen/Tagesdosen) der betrachteten Angiotensin-II-Antagonisten in Deutschland und der prozentualen Verteilung der für diese Wirkstoffe gemeldeten Zahl an Verdachtsfällen in der EudraVigilance-Datenbank

Wirkstoff	Verordnungen (VO)[1] [Tsd.]	Anteilige Verordnungen (VO)[1] [%]	Verbrauch in Tagesdosen[1] [Tsd. DDD]	Anteiliger Verbrauch in Tagesdosen [%]	Zahl gemeldeter Verdachtsfälle bis Jan. 2018[2]	Zahl gemeldeter Verdachtsfälle Anteil [%]
Candesartan	5.824,0	45,3	1.047.963,2	49,5	6289	14,4
Valsartan	4.327,1	33,7	724.232,0	34,2	13750	31,4
Losartan	1.171,2	9,1	143.417,5	6,8	7100	16,2
Telmisartan	806,9	6,3	112.740,7	5,3	4005	9,1
Irbesartan	592,1	4,6	77.580,2	3,7	3909	8,9
Olmesartan	76,1	0,6	7.200,1	0,3	9473	19,4
Eprosartan	46,7	0,4	4.489,7	0,2	253	0,6
Summe	12.844,1	100,0	2.117.623,4	100,0	43.779,0	100,0

1 Recherche PharMaAnalyst, Wido, Zeitraum Jahr 2016

2 Recherche EudraVigilance-Datenbank, Zahl gemeldeter Verdachtsfälle unerwünschter Nebenwirkungen, kumulativ ausgegeben bis Ende Januar 2018

Sowohl nach der Zahl der Verordnungen als auch der Tagesdosen in Tsd. DDD war Candesartan in 2016 mit 1.047.963,2 Tsd. Tagesdosen (49,5 %) der am häufigsten eingesetzte Wirkstoff in Deutschland, gefolgt von Valsartan mit 724.232,0 Tausend Tagesdosen (34,2 %). Mit großem Abstand folgen Losartan mit 143.417,5 Tsd. Tagesdosen (6,8 %), Telmisartan mit 112.740,7 Tsd. DDD (5,3 %) und Irbesartan mit 77.580,2 Tsd. DDD (3,7 %). Eher wenig verordnet wurden die Wirkstoffe Olmesartan mit 7.200,1 Tsd. DDD (0,3 %) und Eprosartan mit 4.489,7 Tsd. DDD (0,2 %).

In Tabelle 3 fallen die Wirkstoffe Valsartan mit 31,4 %, Olmesartan mit 19,4 % und Losartan mit 16,2 % Anteil an den gesamten Verdachtsfällen an Nebenwirkungen der betrachteten Angiotensin-II-Antagonisten auf. Bei Olmesartan besteht sogar eine augenfällige Diskrepanz zwischen dem niedrigen Verordnungsanteil von 0,3 % (in Deutschland) und dem dazu im Verhältnis hohen Anteil an gemeldeten Verdachtsfällen in der EudraVigilance-Datenbank. Die Zahl der in EudraVigilance gemeldeten Verdachtsfälle unerwünschter Nebenwirkungen rekrutiert sich jedoch aus den Staaten des europäischen Wirtschaftsraumes (EWR oder EEA) und Staaten außerhalb des europäischen Wirtschaftsraumes (Non-EEA) (siehe Tabelle 4).

Tabelle 4: Darstellung der prozentualen Verteilung der gemeldeten Verdachtsfälle an Nebenwirkungen auf die Länder des europäischen Wirtschaftsraumes und außerhalb des europäischen Wirtschaftsraumes

Wirkstoff	Anteil gemeldeter Verdachtsfälle EudraVigilance-Datenbank [%]	
	EEA	NON-EEA
Candesartan	49,2	50,8
Valsartan	29,5	70,5
Losartan	40,9	59,1
Telmisartan	35,2	64,8
Irbesartan	58,8	41,2
Olmesartan	17,5	82,5
Eprosartan	68,8	31,2

Quelle: Recherche EudraVigilance-Datenbank am 11.02.2018

Gerade die Meldungen für den Wirkstoff Olmesartan resultieren zu 82,5 % aus Staaten außerhalb des europäischen Wirtschaftsraumes. Bei Valsartan sind das 70,5 %, ebenfalls ein hoher Anteil, der nicht aus Staaten des europäischen Wirtschaftsraumes stammt. Dazu passt beispielsweise die Publikation von Ji-Guang Wang et. al. (26), der entsprechend des Intercontinental Marketing Services (IMS Health) (Stand 2013) berichtet, dass Valsartan das am häufigsten verordnete Sartan in China ist.

Die Aussage, wie sich diese Anteile innerhalb der EEA-Staaten und zwischen EEA und NON-EEA-Staaten zusammensetzen, liefert einen Hinweis darauf, ob es Zusammenhänge z. B. mit Verbrauchsschwerpunktländern, der ethnischen Bevölkerungsstruktur oder Verordnungsgewohnheiten oder gar niedrigen Meldezahlen bestimmter Länder geben könnte. Ein Zusammenhang zwischen den Verbrauchszahlen in Deutschland und gemeldeten Verdachtsfällen an unerwünschten Nebenwirkungen in der EudraVigilance-Datenbank lässt sich jedenfalls nicht ableiten.

Eine wichtige Frage ist, ob sich Schwerpunkte der gesamten Wirkstoffgruppe oder wesentliche Unterschiede bei den Schwerpunkten zwischen einzelnen Sartanen mit Hilfe des Spontanmeldesystems EudraVigilance ermitteln lassen und ob im Sinne der Pharmakovigilanz so der Hinweis auf ein Signal erkannt werden kann. Ausgewertet wird dazu der Reiter „Zahl der individuellen Fälle nach Systemorganklassen" für jeden Wirkstoff. Eine zusammenfassende Übersicht über die prozentuale Verteilung der gemeldeten Verdachtsfälle an Nebenwirkungen pro Wirkstoff und für jede Systemorganklasse bietet die Tabelle 64, Kapitel 6.1.

Bei der Systemorganklasse Erkrankungen des Gastrointestinaltraktes sind erhebliche Unterschiede in der Häufigkeit gemeldeter Verdachtsfälle an Nebenwirkungen zwischen den einzelnen Wirkstoffen zu erkennen. Die jeweiligen prozentualen Anteile für die betrachteten Angiotensin-II-Antagonisten an der Gesamtzahl der gemeldeten Fälle für diese Systemorganklasse sind in Abbildung 1 dargestellt.

Abbildung 1: Vergleich der prozentualen Anteile der verdächtigen Nebenwirkungsmeldungen von 7 Sartanen in der EudraVigilance-Datenbank in der Systemorganklasse Gastrointestinale Erkrankungen

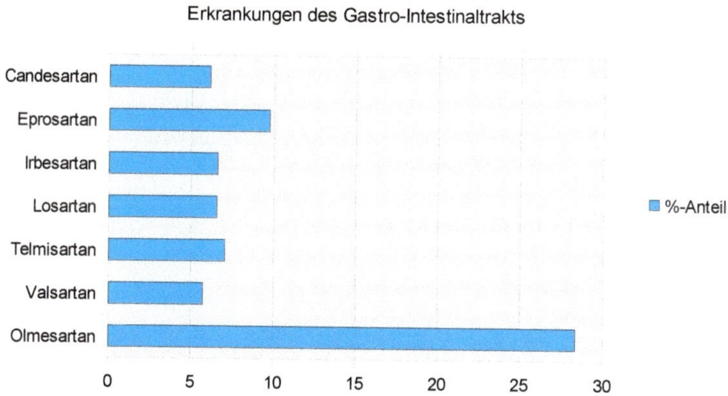

Der Wirkstoff Olmesartan fällt durch eine ca. 3- bis 5-fach erhöhte Zahl an gemeldeten Verdachtsfällen im Gastrointestinaltrakt auf. Bedeutsam ist, ob die erhöhten Fallmeldungen in der EudraVigilance-Datenbank auf Fällen von Abdominalschmerzen, Diarrhö, Dyspepsie, Gastroenteritis und Übelkeit beruhen, die in der Fachinformation mit „häufig" angegeben werden bzw. ob es sich tatsächlich um Häufungen der Sprue-ähnliche Enteropathie handelt, die in der Fachinformation mit der Häufigkeit „sehr selten" angegeben wird. Eine Recherche in der EudraVigilance-Datenbank am 14.02.2018 mit den Suchkriterien (siehe Tabelle 5) ergab im Zeitraum vom 01.01.2018 bis zum 14.02.2018 778 Meldungen zu einer Sprue-ähnlichen Enteropathie als Verdachtsfall einer unerwünschten Arzneimittelwirkung.

Tabelle 5: Suchkriterien für Sprue-ähnliche Enteropathien als Verdachtsfälle in der EudraVigilance-Datenbank, Wirkstoff Olmesartan

Seriousness	None
Geographic origin	None
Reporter Group	None
Sex	None
Age Group	None
Reaction Groups	Gastrointestinal disorders
Reported Suspected Reaction	sprue like enteropathy
Gateway Date	2018

Quelle: Recherche EudraVigilance-Datenbank am 14.02.2018

Werden die Filterkriterien etwas allgemeiner gewählt, also nur nach der reaction group oder Systemorganklasse „gastrointestinal disorder" gesucht (siehe Tabelle 6), resultieren 1.172 Treffer.

Das bedeutet, dass ca. 66 % oder zwei Drittel der verdächtigen Meldungen zu gastrointestinalen Nebenwirkungs(verdachts)fällen auf die Sprue-ähnliche Enteropathie entfallen.

Tabelle 6: Suchkriterien zur Recherche der Verdachtsfälle an Nebenwirkungen pro Systemorganklasse Gastrointestinale Erkrankungen für den Wirkstoff Olmesartan

Seriousness	None
Geographic origin	None
Reporter Group	None
Sex	None
Age Group	None
Reaction Groups	Gastrointestinal disorders
Reported Suspected Reaction	None
Gateway Date	2018

Hier besteht ein Widerspruch zwischen den gehäuften Verdachtsmeldungen und der Einstufung in der aktuellen Fachinformation (13) als „sehr seltene" Nebenwirkung. Es besteht die Vermutung, dass es sich hier um einen Hinweis auf ein Signal handelt.

Ob diese Nebenwirkung „selten" ist, hängt nach Meinung der Autoren B. Lebwohl und J. F. Ludvigsson (27) von der gewählten Bezugsgröße ab. Werden alle Patienten, die Olmesartan oder andere Angiotensin-II-Antagonisten einnehmen, als Bezugsgröße gewählt, scheint diese Nebenwirkung „selten" zu sein. In einer Analyse einer randomisierten kontrollierten Studie, die 2.232 Patienten einschloss und Olmesartan betraf und in der die Nebenwirkungen überwacht wurden, ergab sich kein Unterschied zwischen denen, die Olmesartan und denen, die Placebo erhielten (unter besonderer Berücksichtigung von Diarrhoen oder anderen gastrointestinalen Symptomen). Der Beobachtungszeitraum einer randomisierten kontrollierten Studie ist allerdings relativ kurz. Wird eine stärker selektierte Population als Bezugsgröße gewählt, so wie zum Beispiel ein Zentrum für Zöliakiepatienten oder Patienten mit einer kollagenen Sprue, sei Olmesartan eine häufige Ursache. Die Autoren erwähnen ebenfalls einen Fall von Valsartan induzierter Enteropathie und vermuten, dass neben Irbesartan (was sie aus einer Publikation schließen) auch andere Angiotensin-II-Antagonisten solche Enteropathien verursachen könnten (27). In der durchgeführten Literaturrecherche wurden auch für andere Angiotensin-II-Antagonisten Verdachtsfälle mit Sprue-ähnlichen Enteropathien gefunden: Eprosartan (28), Losartan (29) und Telmisartan (30), (31).

Für Olmesartan resultierten im gleichen Recherchezeitraum eine viel höhere Anzahl an Publikationen: 5 Fälle (32), 1 Fall (33), 7 Fälle (34), 1 Fall (35), 1 Fall (36), 54 Fälle in einem systematischen Review (37), 36 Fälle (38), 1 Fall (39), 1 Fall (40), „Serie" von Fällen (41), 1 Fall (42) und 1 Fall (43).

Eine Kohortenstudie, die 2014 mit den Daten des französischen Gesundheitssystems durchgeführt wurde, zeigte ein 10-fach erhöhtes Risiko für eine Hospitalisation wegen einer Enteropathie verursacht durch Olmesartan im Vergleich zu anderen Angiotensin-II-Antagonisten oder ACE-Inhibitoren. Die französische Regulierungsbehörde ANSM informierte die Gesundheitsberufe über dieses erhöhte Risiko im Jahr 2015 (44). In Frankreich ist Olmesartan ab Mitte 2016 nicht mehr erstattungsfähig (45).

5.2 Ergebnistabellen zum Wirkstoff Valsartan nach Systemorganklassen

5.2.1 Systemorganklasse Blut- und Lymphsystem

Bei der Auswertung der gefundenen Verdachtsfälle für Valsartan aus der Tabelle Line Listing der EudraVigilance-Datenbank wie in der Methodik unter Punkt 3.2.2 beschrieben, ergibt sich folgendes Ergebnis:

Tabelle 7: Detaillierte Übersicht zu gefundenen verdächtigen Reaktionen in der Systemorganklasse Blut- und Lymphsystem zu dem Wirkstoff Valsartan

Lfd. Nr.	Gemeldete Reaktion Systemorganklasse Blut- und Lymphsystem	Ist diese Reaktion schwerwiegend? [ja/nein]	Wurde nur Valsartan eingenommen? [ja/nein]	Weitere angegebene suspekte/interagierende Arzneistoffe/Handelspräparate:	Ist die Reaktion in den Fachinfos der suspekten/interagierenden AM aufgeführt? [ja/nein]
1	Lymphozyteninfiltration NOS	ja	nein	Valsartan, Amlodipin, HCT, Acetylsalicylsäure, Docusat Natrium, Clonazepam, Sennoside B, Atorvastatin, Quetiapin	nein
2	Agranulozytose	nein	ja	-	-
3	Lymphadenopathie	nein	nein	Doxazosinmesilat, Hydrochlorothiazid/Triamteren, Metoprololtartrat	nein

Quelle: Recherche Eudravigilance-Datenbank am 05.01.2018 (Gateway 2017)

Die gefundenen Verdachtsfälle an Nebenwirkungen für Valsartan beschränken sich auf eine Lymphozyteninfiltration NOS, eine Lymphadenopathie und eine Agranulozytose. In Tabelle 8 wird geprüft, ob sich diese Nebenwirkungen bei den anderen betrachteten Wirkstoffen der Arzneistoffklasse finden. Dazu werden alle in den Fachinformationen angegebenen Nebenwirkungen in der Systemorganklasse Blut- und Lymphsystem mit ihrer Häufigkeitseinstufung aufgeführt.

Tabelle 8: Übersicht über die in den Fachinformationen bereits enthaltenen Nebenwirkungen in der Systemorganklasse Blut- und Lymphsysteme

Gemeldete Reaktion Systemorganklasse Blut- und Lymphsystem	Enthalten in der aktuellsten verfügbaren Fachinformation des Wirkstoffes (7), (8), (9), (10), (11), (12), (13)						
	Candesartan	Eprosartan	Irbesartan	Losartan	Telmisartan	Valsartan	Olmesartan
Leukopenie	sehr selten	-	-	-	-	-	-
Neutropenie	sehr selten	-	-	-	-	keine Angabe	-
Agranulozytose	sehr selten	-	-	-	-	-	-
Thrombozytopenie	-	-	keine Angabe	keine Angabe	selten	keine Angabe	gelegentlich
Anämie	-	-	-	häufig[2]	gelegentlich	-	-
Eosinophilie	-	-	-	-	selten	-	-
Hämoglobinabfall	keine Angabe	-	häufig[1] (1,7 %)	-	-	keine Angabe	-
Abfall Hämatokrit	-	-	-	-	-	keine Angabe	-

[1] Unerwünschte Reaktionen, die zusätzlich bei > 2 % der diabetischen, hypertensiven Patienten mit chronischer Niereninsuffizienz und offenkundiger Proteinurie und häufiger als in der Placebo-Gruppe auftraten, klinisch nicht relevanter Hämoglobinabfall

[2] bei chronischer Herzinsuffizienz, nach Markteinführung nicht bekannt

In den Fachinformationen von Candesartan, Valsartan und Irbesartan wird als Nebenwirkung unter anderem ein Abfall des Hämoglobins aufgeführt (siehe Tabelle 8). Unter Valsartan wurde in klinischen Studien ein 20-prozentiger Abfall des Hämoglobins bei 0,4 Prozent der Patienten und des Hämatokrits bei 0,8 Prozent der Patienten beobachtet (46). In der Fachinformation von Candesartan wird angegeben, dass ein Hämoglobinabfall auch bei anderen Angiotensin-II-Antagonisten auftritt (8). Im Ergebnis der Literaturrecherche fand sich dazu eine Veröffentlichung, die die Hämoglobinwerte von Diabetikern mit Typ 1 und Typ 2 (751 Patienten mit Typ 1 und 3.306 Patienten mit Typ 2) verfolgte. In dieser Veröffentlichung wurde gefunden, dass 17 % der Diabetiker mit Typ 1 und 14 % der Diabetiker mit Typ 2 eine Anämie aufwiesen. Die Autoren fanden eine positive Korrelation zwischen dem Hämoglobinwert und der geschätzten glomerulären Filtrationsrate. Einen Zusammenhang zwischen der Gabe von ACE-Inhibitoren bzw. Angiotensin-II-Antagonisten und dem Hämoglobinspiegel sahen sie nicht (47).

In 5 Fachinformationen (Irbesartan, Losartan, Telmisartan, Valsartan und Olmesartan) wird eine Thrombozytopenie genannt, so dass davon auszugehen ist, dass mit dieser Nebenwirkung generell beim Einsatz eines Wirkstoffes dieser Gruppe gerechnet werden muss.

In der Fachinformation von Valsartan wird eine Agranulozytose als Nebenwirkung nicht angegeben (7). Jedoch fand sie sich als gemeldeter Verdachtsfall in der EudraVigilance-Datenbank (siehe Tabelle 7). Bei dem Wirkstoff Candesartan wird sie in der Fachinformation mit der Häufigkeit „sehr selten" aufgeführt (8).

Es handelt sich bei der Agranulozytose damit scheinbar um keinen neuen Verdachtsfall für die Arzneistoffklasse.

Jedoch schienen die Lymphozyteninfiltration und Lymphadenopathie neue Verdachtsfälle für die Wirkstoffgruppe zu sein. Es finden sich aber bei einer Suche in der EudraVigilance-Datenbank (am 16.02.2018) auch für Candesartan 4 verdächtige Meldungen für eine Lymphadenopathie, für Irbesartan 3 Fälle, für Losartan 4 Fälle, für Telmisartan 5 Fälle und für Olmesartan 5 Fälle. Für Irbesartan, Telmisartan und Losartan wurde auch je ein Verdachtsfall einer Lymphozyteninfiltration gemeldet, bei Olmesartan 5 Fälle. Darüber hinaus wurden für Olmesartan 5 Fälle einer Lymphozytose als Verdacht gemeldet. Es handelt sich also auch hier um keine neuen Verdachtsfälle für die Arzneistoffklasse.

In der EudraVigilance-Datenbank enthaltene Verdachtsfälle zu Nebenwirkungen betreffen mit einem Anteil von ca. 1,06–2,24 % an den gemeldeten Verdachtsfällen aller Systemorganklassen die Systemorganklasse Blut- und Lymphsystem (siehe Tabelle 64, Kapitel 6.1). Auffallend ist, dass für alle Wirkstoffe Meldungen über Verdachtsfälle in der EudraVigilance-Datenbank auffindbar sind, aber nicht alle Fachinformationen Nebenwirkungen aufzeigen (siehe Tabelle 8). Für den Wirkstoff Eprosartan sind beispielsweise gar keine Nebenwirkungen in dieser Systemorganklasse in der Fachinformation enthalten, obwohl in der EudraVigilance-Datenbank ca. 1 % aller Verdachtsfälle bei Eprosartan auf die Systemorganklasse Blut- und Lymphsystem entfallen.

Zum Vergleich werden in Tabelle 9 die Häufigkeitseinstufungen der Datenbank des Arzneitelegramms in der Systemorganklasse Blut- und Lymphsystem für die betrachteten Wirkstoffe aufgeführt. Dabei ist zu beachten, dass, wie in der Methodik beschrieben, die Einstufung „sehr selten" in dieser Datenbank nicht vergeben wird.

Tabelle 9: Übersicht über die in der Datenbank des Arzneitelegramms enthaltenen Häufigkeiten an Nebenwirkungen der Indikationsgruppe Angiotensin-II-Antagonisten, Einstoffpräparate, in der Systemorganklasse Blut- und Lymphsystem

Nebenwirkungs-begriff	Häufigkeiten von Nebenwirkungen in der Arzneimitteldatenbank des Arzneitelegramms (Abfrage am 28.02.2018)						
	Candesartan	Eprosartan	Irbesartan	Losartan	Telmisartan	Valsartan	Olmesartan
Leukopenie	selten	-	-	-	-	-	-
Neutropenie	selten	-	gelegentlich (unter 1.000/cumm)	-	-	häufig (2 %)	-
Agranulozytose	selten	-	-	-	-	-	-
Thrombozytopenie	-	-	keine Angabe	selten	selten	selten	gelegentlich
Anämie	keine Angabe[1]	keine Angabe[1]	keine Angabe[1]	gelegent-lich	gelegentlich	keine Angabe[1]	keine Angabe[1]
Eosinophilie	-	-	-	-	-	-	-
Abfall Hämatokrit	-	-	gelegentlich	häufig[2]	-	gelegent-lich[3]	keine Angabe

[1] bei Patienten mit schwerer Niereninsuffizienz, Hämodialyse oder Nierentransplantat

[2] selten von klinischer Relevanz

[3] 0,8 %, Hämoglobinabfall

In der Datenbank des Arzneitelegramms erfolgen zu allen betrachteten Wirkstoffen Angaben von Nebenwirkungen in der Systemorganklasse Blut- und Lymphsystem. Auffallend im Vergleich zu den Fachinformationen ist die Nennung der Anämie als Nebenwirkung bei allen Wirkstoffen, wie es im Zusammenhang mit der häufigen Behandlung beispielsweise von Diabetikern zu erwarten wäre.

5.2.2 Systemorganklasse Herzerkrankungen

Eine Auswertung der gefundenen Verdachtsfälle für Valsartan aus der Tabelle Line Listing der EudraVigilance-Datenbank wie in der Methodik Punkt 3.2.2 beschrieben, ergibt als neue Verdachtsfälle für Valsartan in dieser Systemorganklasse „Herzklopfen (Palpitationen)“ und „schneller bzw. harter Herzschlag“ (siehe Tabelle 10).

Tabelle 10: Detaillierte Übersicht zu gefundenen verdächtigen Reaktionen in der Systemorganklasse Herzerkrankungen zu dem Wirkstoff Valsartan

Lfd. Nr.	Gemeldete Reaktion Systemorganklasse Herzerkrankungen	Ist diese Reaktion schwerwiegend? [ja/nein]	Wurde nur Valsartan eingenommen? [ja/nein]	Weitere angegebene suspekte/interagierende Arzneistoffe/ Handelspräparate:	Ist die Reaktion in den Fachinfos der suspekten/interagierenden AM aufgeführt? [ja/nein]
1	Herzklopfen (Palpitation)	nein	ja	-	-
2	Schneller oder harter Herzschlag (heart throbbing)	nein	ja	-	-

Quelle: Recherche EudraVigilance-Datenbank am 05.02.2018 (Gateway 2018)

In Tabelle 11 ist ersichtlich, dass Palpitationen nur in der Fachinformation von Losartan angegeben werden. Die Fachinformationen von Candesartan und Eprosartan weisen gar keine Nebenwirkungen aus. Über Herzrhythmusstörungen (Tachykardie, Extrasystolie und Herzstillstand) wurde in Verbindung mit der therapeutischen Anwendung von Eprosartan, Irbesartan, Losartan und Valsartan berichtet (48).

Tabelle 11: Übersicht über die in den Fachinformationen bereits enthaltenen Nebenwirkungen in der Systemorganklasse Herzerkrankungen

Nebenwirkungen Systemorganklasse Herzerkrankungen	Enthalten in der aktuellsten verfügbaren Fachinformation des Wirkstoffes (7), (8), (9), (10), (11), (12), (13)						
	Candesartan	Eprosartan	Irbesartan	Losartan	Telmisartan	Valsartan	Olmesartan
Tachykardie	-	-	gelegentlich	-	selten	-	-
Palpitationen	-	-	-	gelegentlich[1]	-	-	-
Angina pectoris	-	-	-	gelegentlich[1]	-	-	gelegentlich
Synkope	-	-	-	selten[2]	-	-	-
Vorhofflimmern	-	-	-	selten[2]	-	-	-
Zerebraler Insult	-	-	-	selten[2]	-	-	-
Bradykardie	-	-	-	-	gelegentlich	-	-
Herzinsuffizienz	-	-	-	-	-	gelegentlich	-

1 bei Hypertonie

2 bei chronischer Herzinsuffizienz

Um diese Diskrepanz zu erhärten oder zu relativieren, werden die Häufigkeitseinstufungen der Datenbank des Arzneitelegramm in Tabelle 12 dargestellt.

Tabelle 12: Übersicht über die in der Datenbank des Arzneitelegramms enthaltenen Häufigkeiten an Nebenwirkungen der Angiotensin-II-Antagonisten, Einstoffpräparate, in der Systemorganklasse Herzerkrankungen

Nebenwirkungsbegriff	Häufigkeiten von Nebenwirkungen in der Arzneimitteldatenbank des Arzneitelegramms (Abfrage am 28.02.2018)						
	Candesartan	Eprosartan	Irbesartan	Losartan	Telmisartan	Valsartan	Olmesartan
Herzrhythmusstörungen	keine Angabe	keine Angabe	keine Angabe	keine Angabe	keine Angabe	keine Angabe	keine Angabe
Palpitationen	-	häufig (1 %)	-	gelegentlich	häufig	keine Angabe	-
Tachykardie	-	-	häufig (1 %)	keine Angabe	selten	-	gelegentlich
Angina pectoris	keine Angabe	keine Angabe	keine Angabe	gelegentlich	keine Angabe	keine Angabe	gelegentlich
Synkope	-	-	-	gelegentlich	gelegentlich	gelegentlich	-
Vorhofflimmern	-	-	-	gelegentlich	-	-	-
Zerebraler Insult	selten	selten	selten	selten	selten	selten	selten
Bradykardie	-	-	-	keine Angabe	gelegentlich	-	-
Herzinsuffizienz	-	-	-	-	-	gelegentlich	-

In Tabelle 12 werden alle in dieser Arbeit analysierten Angiotensin-II-Antagonisten als Auslöser für Herzrhythmusstörungen vom Arzneitelegramm angeführt, allerdings ohne Häufigkeitseinstufung. Es scheint sich auch hier um einen Gruppeneffekt zu handeln. Weiter erhärten die Angaben in Tabelle 12 das Ergebnis, dass jeder betrachteter Wirkstoff als Auslöser für Nebenwirkungen in der Systemorganklasse Herzerkrankungen in Frage kommt. In der EudraVigilance-Datenbank finden sich Verdachtsfälle zu Nebenwirkungen bei allen betrachteten Wirkstoffen mit einem Anteil von ca. 1,94 %–7,19 % an den gemeldeten Verdachtsfällen aller Systemorganklassen für die Systemorganklasse Herzerkrankungen. Dabei liegt für Eprosartan mit 7,19 % der höchste Anteil an gemeldeten Verdachtsfällen vor (siehe Tabelle 64, Kapitel 6.1), ausgerechnet bei einem Wirkstoff, bei dem in der Fachinformation zu dieser Systemorganklasse gar keine Angaben enthalten sind. Lücken gibt es offensichtlich auch in der Fachinformation von Candesartan, aus denen nicht auf eine fehlende Inzidienz von Nebenwirkungen im Vergleich zu den anderen Wirkstoffen geschlossen werden kann. Die gelegentlich unter Valsartan beobachtete Herzinsuffizienz ergibt sich aus der Anwendung nach einem Herzinfarkt. Die angegebenen cerebralen Insulte resultieren bis auf Losartan aus einem übermäßigen Blutdruckabfall (49).

5.2.3 Systemorganklasse Kongenitale, familiäre und genetische Erkrankungen

In MedDRA wird der Begriff „kongenital" zur Beschreibung jeglicher Befunde, die bei der Geburt bestehen, verwendet, d. h. genetisch ererbt oder in utero (19). Es gibt enge Verknüpfungen zu anderen Systemorganklassen, wie z. B. Schwangerschaft, Wochenbett und perinatale Erkrankungen. Eine Auswertung der gefundenen Verdachtsfälle für Valsartan aus der Tabelle Line Listing der EudraVigilance-Datenbank wie in der Methodik Punkt 3.2.2 beschrieben, ergibt viele Verdachtsmeldungen mit detailliert beschriebenen Toxizitäten bei Neugeborenen, aber auch Verdachtsfälle von Nebenwirkungen, die bei Patienten mit seltenen (genetisch bedingten) Erkrankungen aufgetreten sind.

Tabelle 13: Detaillierte Übersicht zu gefundenen verdächtigen Reaktionen in der Systemorganklasse Kongenitale, familiäre und genetische Erkrankungen zu dem Wirkstoff Valsartan

Lfd. Nr.	Gemeldete Reaktion Systemorganklasse Kongenitale, familiäre und genetische Erkrankungen	Ist diese Reaktion schwerwiegend? [ja/nein]	Wurde nur Valsartan eingenommen? [ja/nein]	Weitere angegebene suspekte / interagierende Arzneistoffe / Handelspräparate:	Ist die Reaktion in den Fachinfos der suspekten / interagierenden AM aufgeführt? [ja/nein]
1	Lungenhypoplasie, Verordnungsfehler, neonatales Lungenversagen (transplacental)	ja	ja	-	-
2	Akute interstitielle Nephritis, Nephrotoxizität, akutes Nierenversagen, Tubuläre Nekrose, Fanconi-Syndrome	nein	nein	Gemfibrozil, Metamizol	Ja (interstitielle Nephritis durch Metamizol; Interaktion Gemfibrozil, Metamizol, Valsartan vermutet)
3	12-jähriges Kind mit Nephronophthisis, erhöhte Kreatininwerte, Hämoglobin erniedrigt, Bicarbonat im Blut erniedrigt, niedriger Calciumwert	nein	nein	-	-
4	Schädelfehlbildung, neonatale Niereninsuffizienz, anlagebedingte Fehlentwicklung der Niere (transplacental)	ja	nein	Rabeprazol, Amlodipin	Weder für PPI noch für Amlodipin Hinweise auf Fehlbildungen bei embryotox.de; in den Fachinfos für Rabeprazol keine Aussage, bei Amlodipin in 50-fach höherer Dosierung im Tierversuch Teratogenität

Lfd. Nr.	Gemeldete Reaktion Systemorganklasse Kongenitale, familiäre und genetische Erkrankungen	Ist diese Reaktion schwerwiegend? [ja/nein]	Wurde nur Valsartan eingenommen? [ja/nein]	Weitere angegebene suspekte / interagierende Arzneistoffe / Handelspräparate:	Ist die Reaktion in den Fachinfos der suspekten / interagierenden AM aufgeführt? [ja/nein]
5	Hypertrophe Kardiomyopathie (erbliche Erkrankung; 1:500), Natrium, Kalium, Chlorid erniedrigt	ja	nein	Indapamid, Metoprolol, Nifedipin	(in Fachinfo Valsartan „nur mit Vorsicht, aber kontraindiziert)
6	Anhaltende pulmonale Hypertonie bei Neugeborenen, Bronchopulmonale Dysplasie, ACE-Hemmer-Fetopathie, Lungenhypoplasie	ja	ja	-	-
7	Intrauterine Wachstumsverzögerung, Ductus arteriosus ist offen, neonatale Hyperbilirubinämie, Foramen ovale offen, Metabolische Alkalose, Frühgeburt mit 26–32 Wochen, Schwierigkeiten nach der Geburt zu atmen, neonatale Infektion, angeborene Hernie der Bauchorgane, Thrombozytopenie, Niereninsuffizienz, Neonatale Hypoglykämie, Hypokaliämie, Anämie, Bronchopulmonale Dysplasie (transplacental) Drugs exposure in utero (168 Tage)	ja	nein	Nevibolol, Budesonid/Formoterol und Salbutamol inhalativ	Nein (Nevibolol in embryotox.de nicht aufgeführt, daher an Metoprolol orientiert)
8	Nierenfunktionsstörung, Hyperbilirubinämie, Nierenvergrößerung, zystische Nierenerkrankung, Gelbsucht, erhöhte Kreatininwerte, Atemnotattacke, Hypoglykämie, Nierenversagen, Verschlechterung metabolischer Acidose	ja	nein	Imidapril, Cilnidipin	Ja (Imidapril ist ein ACE-Hemmer; vermutlich nein (Cilnidipin als Calciumkanalblocker))
9	Akutes Nierenversagen, akute interstitielle Nephritis, Fanconi-Syndrom (Fall ähnlich wie laufende Nummer 2)	ja	nein	Metamizol, Gemfibrozil	Ja (interstitielle Nephritis durch Metamizol; Interaktion Gemfibrozil, Metamizol, Valsartan vermutet)
10	Teilweise oder vollständige Vergrößerung der Zunge	ja	ja	-	-

Quelle: Recherche EudraVigilance-Datenbank am 06.02.2018 (Gateway 2017)

Die in Tabelle 13 gefundenen Verdachtsfälle an Nebenwirkungen in der Systemorganklasse Kongenitale, familiäre und genetische Erkrankungen wurden nicht nur wie sonst mit den jeweiligen Fachinformationen abgeglichen, sondern wie in der Methodik erwähnt, auch mit der Datenbank embryotox.de. Die Fachinformationen sind hier leider nicht so aussagekräftig, was sich auch in der Vielzahl der nicht in den Fachinformationen gefundenen Reaktionen in dieser Systemorganklasse widerspiegelt.

In den Fachinformationen aller analysierten Angiotensin-II-Antagonisten ist ein vorgeschriebener Mustertext in den Abschnitten 4.6 Schwangerschaft und Stillzeit und 5.3 Präklinische Daten zur Sicherheit enthalten (Entsprechend der Bekanntmachung über die Registrierung und Zulassung von Arzneimitteln vom 30.03.2009 wurden für die Angiotensin-II-Antagonisten die Abschnitte 4.3 Kontraindikation, Abschnitt 4.4 Warnhinweise und Vorsichtsmaßnahmen für die Anwendung und Abschnitt 4.6 Schwangerschaft und Stillzeit einheitliche Texte vorgeschrieben (50), (51)). Deshalb sind die Ergebnisse der Auswertung in Tabelle 14 über die Angaben in den Fachinformationen auch einheitlich.

Tabelle 14: Übersicht über die in den Fachinformationen bereits enthaltenen Nebenwirkungen in der Systemorganklasse Kongenitale, familiäre und genetische Erkrankungen

Nebenwirkungen Systemorganklasse Kongenitale, familiäre und genetische Erkrankungen	Enthalten in der aktuellsten verfügbaren Fachinformation des Wirkstoffes (7), (8), (9), (10), (11), (12), (13)						
	Candesartan	Eprosartan	Irbesartan	Losartan	Telmisartan	Valsartan	Olmesartan
Verminderte Nierenfunktion[1]	ja	ja	ja	ja	ja	ja	ja
Oligohydramnion[1]	ja	ja	ja	ja	ja	ja	ja
Verzögerte Schädelossifikation[1]	ja	ja	ja	ja	ja	ja	ja
Nierenversagen[2]	ja	ja	ja	ja	ja	ja	ja
Hypotonie[2]	ja	ja	ja	ja	ja	ja	ja
Hyperkaliämie[2]	ja	ja	ja	ja	ja	ja	ja

[1] fetotoxische Effekte (Abschnitte 4.6 und 5.3 Fachinformation)

[2] neonatal-toxische Effekte (Abschnitte 4.6 und 5.3 Fachinformation)

In der EudraVigilance-Datenbank enthaltene Verdachtsfälle zu Nebenwirkungen betreffen mit einem Anteil von ca. 0,17 %–0,85 % an den gemeldeten Verdachtsfällen aller Systemorganklassen die Systemorganklasse Kongenitale, familiäre und genetische Erkrankungen. Der niedrigste Anteil entfällt mit 0,17 % auf Telmisartan, der höchste auf Eprosartan mit 0,85 % (siehe Tabelle 64, Kapitel 6.1).

In der Literaturrecherche fanden sich eine Vielzahl von Publikationen und Fallberichten zu den Folgen der Exposition von Schwangeren während des 2. und 3. Schwangerschaftstrimesters, so dass nur einige Literaturquellen exemplarisch angeführt werden. Herr Prof. Dr. med. Christof Schaefer, Kinderarzt und Projektleiter des Pharmakovigilanz- und Beratungszentrums für Embryonaltoxikologie des Instituts für Klinische Pharmakologie und Toxikologie der Charite Berlin, führt in seiner Publikation im Jahr 2003 aus, dass bei ihnen bis zu diesem Zeitpunkt 5 Fälle berichtet wurden, bei denen in der späten Schwangerschaft Angiotensin-II-Antagonisten eingesetzt wurden. Dabei wurde beobachtet: Oligohydramnion, Anhydramnion, Anurie, unterentwickelte Schädelknochen, Kontraktionen der Extremitäten, Lungenhypoplasie und neonataler Tod. Von den 37 prospektiv beobachteten Schwangeren, die im ersten Trimester exponiert waren, resultierten 30 Lebendgeburten inklusive eines Neugeborenen mit einer Gaumenspalte.

Eine Schwangerschaft wurde beendet nachdem bei dem Fetus eine Anenzephalie diagnostiziert worden war (52). Obwohl die Fetotoxizität von Angiotensin-II-Antagonisten bekannt und die Einnahme im zweiten und dritten Schwangerschaftsdrittel kontraindiziert war, sah sich die AkdÄ im Oktober 2010 durch die Meldung von Fällen von Fetopathien veranlasst, in einer Bekanntgabe „Schwere Fetopathien durch Einnahme von Sartanen im zweiten und dritten Schwangerschaftsdrittel (Aus Fehlern lernen)“ (53) nochmals auf die Fetotoxizität von Angiotensin-II-Antagonisten hinzuweisen. Hünseler et. al. berichtet 2014, dass die Behandlung von schwangeren Frauen mit ACE-Inhibitoren oder Angiotensin-II-Antagonisten weiter vorkommt, aber keine Fälle von Oligohydramnion-Sequenzen (Folgen einer zu geringen Fruchtwasserproduktion) in 2011 in Deutschland gemeldet wurden, was wahrscheinlich auf die wiederholt publizierten Warnungen zurückzuführen sein könnte (54).

In keiner Fachinformation wurden im Abschnitt 4.8 Nebenwirkungen Aussagen unter der Systemorganklasse Kongenitale, familiäre und genetische Erkrankungen aufgenommen. Mit Änderung der Richtlinie 2001/83/EG, die am 1. Juli 2012 (55) in Kraft getreten ist, hat sich aber für die Mitgliedsstaaten der Europäischen Union die Definition für Nebenwirkung geändert. Aus Sicht der Autorin müssten fetotoxische und neonatal-toxische Effekte als unerwünschte Reaktionen bei bestimmungsgemäßem Gebrauch (Schwangerschaft 2. und 3. Trimester unbekannt) oder als Medikationsfehler bzw. Off-Label-Use (bei bekannter Schwangerschaft 2. und 3. Trimester eingesetzt) zum Begriff Nebenwirkung zählen und daher auch unter Punkt 4.8 Nebenwirkungen der Fachinformation abgebildet werden.

5.2.4 Systemorganklasse Ohr und Labyrintherkrankungen

Eine detaillierte Analyse der gemeldeten Verdachtsfälle in der EudraVigilance-Datenbank nur für den Wirkstoff Valsartan (Gateway 2018) ergibt, dass zusätzlich zu den in der Fachinformation enthaltenen Nebenwirkungen keine weiteren verdächtigen Reaktionen gelistet werden. Zwar wurden Verdachtsfälle an Nebenwirkungen, wie z. B. Ohrbrummen, gefunden. Diese waren aber in den Fachinformationen von Valsartan bzw. der weiteren verdächtigen bzw. interagierenden Arzneimittel enthalten.

In der EudraVigilance-Datenbank enthaltene Verdachtsfälle zu unerwünschten Nebenwirkungen betreffen mit einem Anteil von ca. 0,32–1,23 % an allen gemeldeten Verdachtsfällen aller Systemorganklassen die Systemorganklasse Ohr- und Labyrintherkrankungen. Auffälligkeiten für einen einzelnen Wirkstoff sind zunächst nicht zu erkennen (siehe Tabelle 64, Kapitel 6.1).

Tabelle 15: Übersicht über die in den Fachinformationen bereits enthaltenen Nebenwirkungen in der Systemorganklasse Ohr- und Labyrintherkrankungen

Nebenwirkungen Systemorganklasse Ohr- und Labyrintherkrankungen	Enthaltene Angaben in der aktuellsten verfügbaren Fachinformation des Wirkstoffes (7), (8), (9), (10), (11), (12), (13)						
	Candesartan	Eprosartan	Irbesartan	Losartan	Telmisartan	Valsartan	Olmesartan
Tinnitus	-	-	keine Angabe	keine Angabe	-	-	-
Vertigo	-	-	-	häufig[1]	gelegentlich	gelegentlich	gelegentlich

[1] bei Hypertonie und Hypertoniepatienten mit linksventrikulärer Hypertrophie

In der Datenbank des Arzneitelegramms wird die Nebenwirkung Schwindel bei den Einstoffpräparaten der Angiotensin-II-Antagonisten in der Arzneistoffklasse mit „häufig“ angegeben. Für Candesartan wird die Häufigkeit mit 4 % (bei Kindern „sehr häufig“), für Eprosartan mit bis zu 4 % („häufig“), für Irbesartan mit „häufig“, für Losartan-Kalium mit 4 % („häufig“), für Olmesartan mit 3 % („häufig“), für Telmisartan mit 4 % („häufig“) und für Valsartan mit 4 % („häufig“) angegeben.

Bei Tinnitus gibt auch die Datenbank des Arzneitelegramms nur zu zwei Angiotensin-II-Antagonisten Häufigkeiten an: Irbesartan mit der Häufigkeit „selten“ und Losartan-Kalium mit der Häufigkeit „gelegentlich“.

Letztendlich sind auch hier Lücken in den jeweiligen Fachinformationen offensichtlich.

5.2.5 Systemorganklasse Endokrine Erkrankungen

Bei der Auswertung der Tabelle Line Listing der EudraVigilance-Datenbank (wie in der Methodik Punkt 3.2.2) beschrieben für den Wirkstoff Valsartan ergaben sich als gemeldete verdächtige Reaktionen „Schilddrüsenüber- und unterfunktion", „Aldosteronismus/Hyperaldosteronismus" und eine „Schilddrüsenzyste".

Tabelle 16: Detaillierte Übersicht zu gefundenen verdächtigen Reaktionen in der Systemorganklasse Endokrine Erkrankungen zu dem Wirkstoff Valsartan

Lfd. Nr.	Gemeldete Reaktion Systemorganklasse Endokrine Erkrankungen	Ist diese Reaktion schwerwiegend? [ja/nein]	Wurde nur Valsartan eingenommen? [ja/nein]	Weitere angegebene suspekte/interagierende Arzneistoffe/ Handelspräparate:	Ist die Reaktion in den Fachinfos der suspekten/ interagierenden AM aufgeführt? [ja/nein]
1	Schilddrüsen-über- und -unterfunktion	nein	nein	Lantus, Glukokortikosteroid, Amlodipin, Glimepirid, Prednison, Hydrochlorothiazid, Salbutamol, Pravastatin, Levothyroxin Natrium, Metformin, Insulin aspart	nein
2	Aldosteronismus/Hyperaldosteronismus	nein	nein	Aliskiren, Bumetanid, Telmisartan, Clonidin, Carvedilol, Hydralazin, Amlodipin, Atenolol, Hydrochlorothiazid	nein
3	Schilddrüsenzyste	ja	nein	-	-

Quelle: Recherche EudraVigilance-Datenbank am 25.02.2018 (Gateway 2017)

Ein (seltener) Zusammenhang zum Wirkmechanismus der Angiotensin-II-Antagonisten kann für die gefundene verdächtige Reaktion Aldosteronismus/Hyperaldosteronismus gesehen werden. In dem Verdachtsfall 2 der Tabelle 16 wird das Renin-Angiotensin-Aldosteron-System (RAAS) des Patienten mehrfach gehemmt. (Als weitere verdächtige/interagierende Arzneimittel werden in diesem Sinne im Erfassungsformular Aliskiren, Telmisartan und Carvedilol neben Valsartan genannt.)

In der Literatur wurde von einem „aldosteron-breakthrough" oder „aldosteron-escape" Phänomen berichtet, was weniger häufig vorkommt. Es geht dabei darum, dass grundsätzlich zwar die Blockade des RAAS Systemes die Aldosteronkonzentration senkt, aber durchaus über alternative Stoffwechselwege dieses Absenken des Aldosterons umgangen wird. Dann resultiert doch ein Aldosteronanstieg, ein „Escapephänomen". Damit in diesen wenigen Fällen keine Nierenschädigung resultiert, sollte bei Anstieg der Aldosteronkonzentration eine Aldosteronblockade, z. B. mit Spironolacton, erfolgen (56), (57). Möglich, aber unwahrscheinlich, wäre ebenfalls ein primärer Hyperaldosteronismus, der als Gegenanzeige in den Fachinformationen der Angiotensin-II-Antagonisten enthalten ist, da diese Patienten nicht auf eine Blockade des RAAS-Systems reagieren.

Diese Verdachtsfälle von Hyperaldosteronismus werden nicht in den Fachinformationen erwähnt, auch die Datenbank des Arzneitelegramms stellt keinen Zusammenhang her. Funde gibt es aber sowohl in der EudraVigilance-Datenbank als auch in der Literatur.

Die Schilddrüsenfunktionsstörungen könnten einen Zusammenhang mit der Ursache des Bluthochdruckes haben bzw. durch die Begleitmedikation Levothyroxin (schwankende Einstellung) erklärt werden. Einen Zusammenhang zu der Wirkstoffklasse der Angiotensin-II-Antagonisten wird auch in der Datenbank des Arzneitelegramms nicht gefunden. Das Gleiche gilt für die Schilddrüsenzyste.

Die Fachinformationen der betrachteten Angiotensin-II-Antagonisten enthalten keine Angaben zu dieser Systemorganklasse. Dennoch findet sich in der EudraVigilance-Datenbank ein Anteil in Höhe von ca. 0 %–0,45 % an gemeldeten Verdachtsfällen der Systemorganklassen für die Systemorganklasse Endokrine Erkrankungen. Der niedrigste Anteil entfällt mit 0 % auf Eprosartan, der höchste auf Valsartan mit 0,45 % (siehe Tabelle 64, Kapitel 6.1). Es gibt also auch hier Aktualisierungsbedarf.

5.2.6 **Systemorganklasse Augenerkrankungen**

Eine Auswertung der Tabelle Line Listing der EudraVigilance-Datenbank ergibt für den Wirkstoff Valsartan als verdächtige Reaktionen einmal „Diplopia“ (Doppelsehen) als auch ein „geschwollenes Auge“. Das Doppelsehen konnte sogar mit einer wiederholten Exposition verifiziert werden. Der Verdachtsfall mit dem „geschwollenen Auge“ könnte hingegen auf eine Überempfindlichkeitsreaktion hinweisen.

Tabelle 17: Detaillierte Übersicht zu gefundenen verdächtigen Reaktionen in der Systemorganklasse Augenerkrankungen zu dem Wirkstoff Valsartan

Lfd. Nr.	Gemeldete Reaktion Systemorganklasse Augenerkrankungen	Ist diese Reaktion schwerwiegend? [ja/nein]	Wurde nur Valsartan eingenommen? [ja/nein]	Weitere angegebene suspekte/interagierende Arzneistoffe/ Handelspräparate:	Ist die Reaktion in den Fachinfos der suspekten/ interagierenden AM aufgeführt? [ja/nein]
1	Diplopia (Doppelsehen, Doppelbilder) (Rechallenge/Reaction recurred-yes)	nein	ja	nein	-
2	Geschwollenes Auge	nein	ja	-	-

Quelle: Recherche EudraVigilance-Datenbank am 07.02.2018 (Gateway 2018)

In der Fachinformation von Telmisartan werden Nebenwirkungen der Systemorganklasse Augenerkrankungen mit dem Begriff „Sehstörungen" in der Häufigkeitseinstufung „selten" aufgeführt. In allen anderen betrachteten Fachinformationen erfolgen keine Angaben.

Tabelle 18: Übersicht über die in den Fachinformationen bereits enthaltenen Nebenwirkungen in der Systemorganklasse Augenerkrankungen

Nebenwirkungen Systemorganklasse Augenerkrankungen	Enthalten in der aktuellsten verfügbaren Fachinformation des Wirkstoffes (7), (8), (9), (10), (11), (12), (13)					
	Candesartan	Eprosartan	Irbesartan	Losartan	Telmisartan	Valsartan	Olmesartan
Sehstörungen	-	-	-	-	selten	-	-

In der Datenbank des Arzneitelegramms werden Sehstörungen bei Telmisartan mit „gelegentlich" (0,1 bis unter 1 %) und bei Losartan-Kalium mit nicht bekannter Häufigkeit angegeben.

Die in der EudraVigilance-Datenbank enthaltenen Verdachtsfälle zu Nebenwirkungen betreffen mit einem Anteil von ca. 0,68 %–1,91 % an den gemeldeten Verdachtsfällen der Systemorganklassen die Systemorganklasse Augenerkrankungen bezüglich aller betrachteten Wirkstoffe. Der niedrigste Anteil entfällt mit 0,68 % auf Olmesartan, der höchste auf Valsartan mit 1,91 % (siehe Tabelle 64, Kapitel 6.1). Sowohl in den Fachinformationen als auch in der Datenbank des Arzneitelegramms scheinen die Angaben für alle Wirkstoffe nicht vollständig zu sein.

5.2.7 Systemorganklasse Erkrankungen des Gastrointestinaltraktes

Die Auswertung der gefundenen Verdachtsfälle für Valsartan aus der Tabelle Line Listing der EudraVigilance-Datenbank ergibt als verdächtige Reaktionen in der Systemorganklasse Erkrankungen des Gastrointestinaltraktes „Magenschmerzen und Sodbrennen", eine „Verschlimmerung einer gastrointestinalen Störung" und eine „gastrointestinale Störung" an sich (siehe Tabelle 19).

Tabelle 19: Detaillierte Übersicht zu gefundenen verdächtigen Reaktionen in der Systemorganklasse Gastrointestinale Erkrankungen zu dem Wirkstoff Valsartan

Lfd. Nr.	Gemeldete Reaktion Systemorganklasse Erkrankungen des Gastrointestinaltraktes	Ist diese Reaktion schwerwiegend? [ja/nein]	Wurde nur Valsartan eingenommen? [ja/nein]	Weitere angegebene suspekte/interagierende Arzneistoffe/Handelspräparate:	Ist die Reaktion in den Fachinfos der suspekten/ interagierenden AM aufgeführt? [ja/nein]
1	Magenschmerz, Sodbrennen	nein	nein	-	-
2	Verschlimmerung gastrointestinaler Störung	nein	ja	-	-
3	Gastrointestinale Störung	nein	ja	-	-

Quelle: Recherche EudraVigilance-Datenbank am 05.02.2018 (Gateway 2018)

In der Fachinformation von Valsartan werden nur abdominale Schmerzen, Übelkeit und Durchfall angegeben. Auffallend ist in Tabelle 20, dass in der Fachinformation von Eprosartan unspezifische gastrointestinale Beschwerden als häufig ersichtlich sind, obwohl sonst die Fachinformation zu diesem Wirkstoff viele Lücken aufweist. In der Fachinformation von Candesartan wird lediglich Übelkeit genannt und als sehr selten eingestuft.

Tabelle 20: Übersicht über die in den Fachinformationen bereits enthaltenen Nebenwirkungen in der Systemorganklasse Erkrankungen des Gastrointestinaltrakts

Nebenwirkungen Systemorganklasse Erkrankungen des Gastrointestinaltraktes	Enthalten in der aktuellsten verfügbaren Fachinformation des Wirkstoffes (7), (8), (9), (10), (11), (12), (13)						
	Candesartan	Eprosartan	Irbesartan	Losartan	Telmisartan	Valsartan	Olmesartan
Übelkeit	sehr selten	-	häufig	gelegentlich[2]	-	gelegentlich	häufig
Sprue-ähnliche Enteropathie unter Warnhinweisen, Abschnitt 4.4	-	-	-	-	-	-	sehr selten
Unspezifische gastrointestinale Beschwerden (z. B. Übelkeit, Diarrhöe, Erbrechen)	-	häufig (8 %)	-	-	-	-	-
Erbrechen	-	-	-	gelegentlich[2]	gelegentlich	-	gelegentlich
Gastroenteritis	-	-	-	-	-	-	häufig
Blähungen	-	-	-	-	gelegentlich	-	-
Durchfall	-	-	gelegentlich	gelegentlich[2]	gelegentlich	gelegentlich	häufig
Dyspepsie	-	-	gelegentlich	-	gelegentlich	-	häufig
Sodbrennen/Magenbeschwerden	-	-	gelegentlich	-	selten	-	-
Störung des Geschmacksempfindens (Dysgeusie)	-	-	keine Angabe	-	selten	-	-
Bauchschmerzen, Obstipation	-	-	-	gelegentlich[1]	-	-	-
Pankreatitis (siehe auch hepatobiliäre Erkrankungen)	-	-	-	keine Angabe	-	-	-
Abdominale Schmerzen	-	-	-	-	gelegentlich	gelegentlich	häufig
Sprue-ähnliche Enteropathie	-	-	-	-	-	-	sehr selten
Mundtrockenheit	-	-	-	-	selten	-	-

[1] bei Hypertonie

[2] bei chronischer Herzinsuffizienz

Relativierend zu den Angaben in den Fachinformationen zeigt Tabelle 21 die Häufigkeitseinstufung des Arzneitelegramms. Die Einstufung „häufig" wird in der Datenbank des Arzneitelegramms in dieser Systemorganklasse insgesamt 30-mal vergeben (siehe Tabelle 21), während die Angaben aus den Fachinformationen nur 7-mal die Kategorie „häufig" verwenden.

Tabelle 21: Übersicht über die in der Datenbank des Arzneitelegramms enthaltenen Häufigkeiten an Nebenwirkungen der Angiotensin-II-Antagonisten, Einstoffpräparate, in der Systemorganklasse Erkrankungen des Gastrointestinaltraktes

Nebenwirkungsbegriff	Häufigkeiten von Nebenwirkungen in der Arzneimitteldatenbank des Arzneitelegramms (Abfrage am 01.03.2018)						
	Candesartan	Eprosartan	Irbesartan	Losartan	Telmisartan	Valsartan	Olmesartan
Übelkeit	gelegentlich	häufig	häufig (2 %)	gelegentlich	häufig (1 %)	häufig (1,5 %)	häufig
Sprue-ähnliche Enteropathie	-	-	-	-	-	-	selten
Gastroenteritis	-	-	-	-	-	selten	häufig
Erbrechen	häufig (1,5 %)	keine Angabe	häufig (2 %)	gelegentlich	gelegentlich	keine Angabe	-
Blähungen	keine Angabe	-	-	keine Angabe	gelegentlich	-	-
Durchfall	häufig (1,5 %)	häufig (3 %)	häufig (3 %)	häufig (2 %)	häufig (3 %)	häufig (2 %)	häufig (1 %)[1]
Dyspepsie	-	häufig (2 %)	häufig (2 %)	häufig (1,5 %)	häufig (2 %)	häufig (2 %)	häufig
Sodbrennen	-	-	häufig (2 %)	häufig (1,5 %)	-	-	-
Störung des Geschmacksempfindens (Dysgeusie)	selten	selten	selten	selten[2]	keine Angabe	selten	-
Obstipation	-	keine Angabe	-	gelegentlich	-	-	-
Pankreatitis	-	-	selten	selten	-	-	-
Abdominale Schmerzen	häufig (1,5 %)	häufig (bis 3 %)	häufig (1,5 %)	häufig	häufig (1 %)	häufig (1,5 %)	häufig

1 auch schwere chronische Diarrhoe in Verbindung mit der Entwicklung einer Sprue-ähnlichen Enteropathie

2 bis zum Geschmacksverlust

Die in der EudraVigilance-Datenbank enthaltenen Verdachtsfälle zu Nebenwirkungen betreffen mit einem Anteil von ca. 5,71 %–9,73 % an den gemeldeten Verdachtsfällen aller Systemorganklassen die Erkrankungen des Gastrointestinaltraktes bei den Wirkstoffen Candesartan, Eprosartan, Irbesartan, Losartan, Telmisartan und Valsartan (siehe Tabelle 64, Kapitel 6.1). Hervorstechend ist der ca. 3- bis 5-fach erhöhte Anteil an Verdachtsfällen für Olmesartan im Vergleich zu den anderen Angiotensin-II-Antagonisten (siehe auch Kapitel 5.1 und Kapitel 5.2.14 Stoffwechsel und Ernährungsstörungen). Wie in den meisten anderen Systemorganklassen finden sich auch hier Meldungen aus der EudraVigilance-Datenbank, die nicht in den Fachinformationen enthalten sind.

Die Auswertung der Datenbank des Arzneitelegramms liefert wesentlich mehr Informationen in dieser Systemorganklasse als die jeweiligen Fachinformationen. Jedoch ist am Beispiel der Häufigkeit der Sprue-ähnlichen Enteropathie, die nur für Olmesartan berichtet wird, zu erkennen, dass auch hier Lücken bestehen. Wie im Kapitel 5.1 dargestellt und in Kapitel 6.2 diskutiert wurden auch zu den Angiotensin-II-Antagonisten Candesartan (Meldung EudraVigilance-Datenbank), Eprosartan (28), Valsartan (Meldung EudraVigilance-Datenbank), Losartan (29) und Telmisartan (30), (31), (Meldung EudraVigilance-Datenbank) Meldungen aus unterschiedlichen Quellen zur Sprue-ähnlichen Enteropathie gefunden.

5.2.8 Systemorganklasse Allgemeine Erkrankungen und Beschwerden am Verabreichungsort

Die bei der Auswertung gefundenen verdächtigen Reaktionen für Valsartan aus der Tabelle Line Listing der EudraVigilance-Datenbank bestehen im Wesentlichen aus Arzneimittelunverträglichkeiten, einer mangelnden Wirkung des Arzneimittels und einer Flüssigkeitsretention.

Tabelle 22: Detaillierte Übersicht zu gefundenen verdächtigen Reaktionen in der Systemorganklasse Allgemeine Erkrankungen und Beschwerden am Verabreichungsort zu dem Wirkstoff Valsartan

Lfd. Nr.	Gemeldete Reaktion Systemorganklasse Allgemeine Erkrankungen und Beschwerden am Verabreichungsort	Ist diese Reaktion schwerwiegend? [ja/nein]	Wurde nur Valsartan eingenommen? [ja/nein]	Weitere angegebene suspekte/interagierende Arzneistoffe/ Handelspräparate:	Ist die Reaktion in den Fachinfos der suspekten/ interagierenden AM aufgeführt? [ja/nein]
1	Mangelnde Wirkung des Arzneimittels	nein	nein	Amlodipin, Carvedilol	-
2	Arzneimittelunverträglichkeit	nein	nein	Telmisartan, Acetylsalicylsäure, Amlodipin, Indapamid, Lercanidipin, Ramipril, Simvastatin	-
3	Mangelnde Wirkung des Arzneimittels	nein	ja	-	-
4	Flüssigkeitsretention	nein	nein	-	
5	Mangelnde Wirkung des Arzneimittels	nein	ja	-	-
6	Arzneimittelunverträglichkeit	nein	nein	Telmisartan, Acetylsalicylsäure, Amlodipin, Cilazapril, Indapamid, Lercanidipin, Metoprolol, Perindopril, Ramipril, Simvastatin	-

Lfd. Nr.	Gemeldete Reaktion Systemorganklasse Allgemeine Erkrankungen und Beschwerden am Verabreichungsort	Ist diese Reaktion schwerwiegend? [ja/nein]	Wurde nur Valsartan eingenommen? [ja/nein]	Weitere angegebene suspekte/interagierende Arzneistoffe/ Handelspräparate:	Ist die Reaktion in den Fachinfos der suspekten/ interagierenden AM aufgeführt? [ja/nein]
7	Arzneimittelunverträglichkeit	nein	nein	Telmisartan, Acetylsalicylsäure, Amlodipin, Candesartan, Cilazapril, Indapamid, Lercanidipin, Metoprolol, Perindopril, Ramipril, Simvastatin	-
8	Arzneimittelunverträglichkeit	nein	nein	Telmisartan, Metoprolol, Amlodipin, Cilazapril, Indapamid, Lercanidipin, Perindopril, Simvastatin, Levothyroxin Natrium	-
9	Mangelnde Wirkung des Arzneimittels (keine Doppelzählung)	nein	nein	Amlodipin, Carvedilol	-
10	Unerwarteter therapeutischer Effekt wegen Arzneimittelsubstitution, mangelnde Wirkung des Arzneimittels (rechallenge, reaction recurred-yes)	nein	ja	-	-

Quelle: Recherche EudraVigilance-Datenbank am 07.02.2018 (Gateway 2018)

Die mangelnde Wirkung des Arzneimittels (teils wegen Austausch des Originales durch ein Generikum) wird auch in den Meldungen in der in dieser Arbeit nicht dargestellten Systemorganklasse Produktprobleme sichtbar. Möglich ist aber auch, dass die mangelnde Wirkung eines Arzneimittels eine Kombinationstherapie erfordert. Der Verdachtsfall „Flüssigkeitsretention" wird dem in den Fachinformationen verwendeten Begriff Ödeme zugeordnet.

In den Fachinformationen der Wirkstoffe Candesartan, Eprosartan und Irbesartan sind nur wenige Nebenwirkungen zu erkennen. Die Angaben in den Fachinformationen in dieser Systemorganklasse weisen vor allem unspezifische Beschwerden auf.

Tabelle 23: Übersicht über die in den Fachinformationen bereits enthaltenen Nebenwirkungen in der Systemorganklasse Allgemeine Erkrankungen und Beschwerden am Verabreichungsort

Nebenwirkungen Systemorganklasse Allgemeine Erkrankungen und Beschwerden am Verabreichungsort	Enthalten in der aktuellsten verfügbaren Fachinformation des Wirkstoffes (7), (8), (9), (10), (11), (12), (13)						
	Candesartan	Eprosartan	Irbesartan	Losartan	Telmisartan	Valsartan	Olmesartan
Pyrexie[1]	häufig[1]	-	-	-	-	-	-
Asthenie	-	häufig	-	gelegentlich bis häufig[3]	gelegentlich	gelegentlich	gelegentlich
Erschöpfung	-	-	häufig	-	-	gelegentlich	-
Brustschmerzen[2]	-	-	gelegentlich	-	gelegentlich	-	-
Müdigkeit	-	-	-	gelegentlich bis häufig[3]	-	-	häufig
Ödeme	-	-	-	gelegentlich[4]	-	-	-
Grippeähnliche Symptome	-	-	-	keine Angabe	selten	-	häufig
Allgemeines Unwohlsein	-	-	-	keine Angabe	-	-	gelegentlich
Schmerzen	-	-	-	-	-	-	häufig
Schmerzen im Brustkorb	-	-	-	-	-	-	häufig
Periphere Ödeme	-	-	-	-	-	-	häufig
Gesichtsödeme (siehe auch Angioödeme)	-	-	-	-	-	-	gelegentlich
Lethargie	-	-	-	-	-	-	selten

1 Sinusarrhythmie, Nasopharyngitis, Pyrexie und oropharyngeale Schmerzen treten bei Kindern aber nicht bei Erwachsenen auf. Dies sind jedoch vorübergehende und weit verbreitete Kinderkrankheiten

2 siehe Systemorganklasse Erkrankungen der Geschlechtsorgane und der Brustdrüse

3 gelegentlich bei den Indikationen Hypertonie und chronische Herzinsuffizienz; häufig bei Hypertoniepatienten mit linksventrikulärer Hypertrophie sowie Hypertonie und Typ-2-Diabetes mellitus mit renaler Beteiligung

4 bei Hypertonie

Die Auswertung der Datenbank des Arzneitelegramms liefert weit mehr Informationen zu Nebenwirkungen dieser Systemorganklasse als die Fachinformation(en). (siehe Tabelle 24). Die Kategorie „häufig“ wird 30-mal verwendet, die Fachinformationen stufen dagegen die Nebenwirkungen nur 10-mal als „häufig“ ein.

Tabelle 24: Übersicht über die in der Datenbank des Arzneitelegramms enthaltenen Häufigkeiten an Nebenwirkungen der Angiotensin-II-Antagonisten, Einstoffpräparate, in der Systemorganklasse Allgemeine Erkrankungen und Beschwerden am Verabreichungsort

Nebenwirkungsbegriff	Häufigkeiten von Nebenwirkungen in der Arzneimitteldatenbank des Arzneitelegramms (Abfrage am 01.03.2018)						
	Candesartan	Eprosartan	Irbesartan	Losartan	Telmisartan	Valsartan	Olmesartan
Pyrexie	keine Angabe	keine Angabe	keine Angabe	keine Angabe	keine Angabe	keine Angabe	keine Angabe
Asthenie	-	selten	keine Angabe	häufig	gelegentlich	gelegentlich	gelegentlich
Erschöpfung	-	-	häufig	-	-	gelegentlich	-
Brustschmerzen	häufig (über 1 %)	häufig (2 %)	häufig (2 %)	häufig	häufig (1 %)	keine Angabe	häufig (1 %)
Müdigkeit	häufig (bis 3 %)	häufig (bis 4 %)	häufig (4 %)	häufig (4 %)	häufig (3 %)	häufig (2 %)	keine Angabe
Ödeme	häufig	häufig (1 %)	häufig (1,5 %)	gelegentlich	häufig	häufig (über 1 %)	häufig
Grippeähnliche Symptome	häufig (bis 2 %)	-	-	sehr häufig	häufig (2 %)	-	häufig
Allgemeines Unwohlsein	-	-	-	gelegentlich	keine Angabe	-	gelegentlich
Schmerzen	häufig (3 %)	häufig (1 %)	häufig (über 1 %)	häufig (bis 2 %)	häufig (4 %)	-	häufig
Periphere Ödeme	häufig (über 1%)	keine Angabe	keine Angabe	keine Angabe	keine Angabe	keine Angabe	häufig
Lethargie	-	-	-	-	keine Angabe	-	selten

In der EudraVigilance-Datenbank sind Verdachtsfälle zu Nebenwirkungen mit einem Anteil von ca. 6,02%-11,87% an den gemeldeten Verdachtsfällen der Systemorganklassen für die Systemorganklasse Allgemeine Erkrankungen und Beschwerden am Verabreichungsort und für alle betrachteten Wirkstoffe enthalten. Der niedrigste Anteil entfällt mit 6,02 % auf Olmesartan, der höchste auf Valsartan mit 11,87 % (siehe Tabelle 64, Kapitel 6.1).

5.2.9 Systemorganklasse Leber- und Galleerkrankungen

Bei der Auswertung der gefundenen Verdachtsfälle für Valsartan aus der Tabelle Line Listing der EudraVigilance-Datenbank ergaben sich zwar für diese Systemorganklasse Verdachtsfälle von Nebenwirkungen, die aber in den

Fachinformationen der weiteren verdächtigen/interagierenden Arzneimittel auch angegeben waren. Deshalb werden diese Verdachtsfälle nicht dargestellt.

Ein Vergleich der Angaben in den Fachinformationen (siehe Tabelle 25) mit denen der Datenbanken des Arzneitelegramms (siehe Tabelle 26) zeigt vor allem, dass Leberinsuffizienzen in den Fachinformationen nicht explizit ausgewiesen werden.

Währenddessen führt die Datenbank des Arzneitelegramms alle betrachteten Aniotensin-II-Antagonisten als Auslöser auf (Tabelle 26), wenn auch ohne Angabe der Häufigkeit, also nur resultierend aus Einzelfallberichten. Dennoch ist dies eine wichtige Information, die auch in den Fachinformationen aufgeführt sein sollte. Einige unerwünschte Arzneimittelwirkungen, die in den Fachinformationen in Tabelle 25 genannt wurden, ließen sich in der Datenbank des Arzneitelegramms nicht abfragen.

Tabelle 25: Übersicht über die in den Fachinformationen bereits enthaltenen Nebenwirkungen in der Systemorganklasse Leber- und Galleerkrankungen

Nebenwirkungen Systemorganklasse Galle- und Lebererkrankungen	Enthalten in der aktuellsten verfügbaren Fachinformation des Wirkstoffes (7), (8), (9), (10), (11), (12), (13)						
	Candesartan	Eprosartan	Irbesartan	Losartan	Telmisartan	Valsartan	Olmesartan
Erhöhte Leberenzymwerte	sehr selten	-	-	-	selten	keine Angabe	häufig
Leberfunktionsstörungen	sehr selten	-	-	keine Angabe	-	-	-
Hepatitis	sehr selten	-	keine Angabe	selten	-	-	-
Ikterus	-	-	gelegentlich	-	-	-	-
Abnormale Leberfunktion	-	-	keine Angabe	-	-	-	-
Abnorme Leberfunktion/Einschränkungen der Leberfunktion (insbes. bei japanischen Patienten) unter Warnhinweisen	-	-	-	-	selten	-	-
Erhöhung der Leberenzymwerte mit Erhöhung des Serumbilirubins	-	-	-	-	-	keine Angabe	

Eine Hepatitis als Nebenwirkung wird in der Datenbank des Arzneitelegramms bei vier Wirkstoffen angegeben, in den Fachinformationen nur bei drei Wirkstoffen (hier fehlt Valsartan). Die Angaben über Hepatitiden bei immerhin 4 Angiotensin-II-Antagonisten in der Datenbank des Arzneitelegramms lassen einen gruppenspezifischen Effekt vermuten. Eine gezielte Suche in der EudraVigilance-Datenbank für die Jahre 2017 und 2018 ergab für alle betrachteten Angiotensin-II-Antagonisten keinen Fund unter dem Begriff Leberinsuffizienz. Allerdings können die entsprechenden Fallberichte länger zurückliegen.

Bei Ikterus als Nebenwirkung wird Losartan im Arzneitelegramm genannt, aber in der Fachinformation erfolgt keine Nennung.

Tabelle 26: Übersicht über die in der Datenbank des Arzneitelegramms enthaltenen Häufigkeiten an Nebenwirkungen der Angiotensin-II-Antagonisten, Einstoffpräparate, in der Systemorganklasse Leber- und Galleerkrankungen

Nebenwirkungsbegriff	Häufigkeiten von Nebenwirkungen in der Arzneimitteldatenbank des Arzneitelegramms (Abfrage am 01.03.2018)						
	Candesartan	Eprosartan	Irbesartan	Losartan	Telmisartan	Valsartan	Olmesartan
Leberinsuffizienz	keine Angabe	keine Angabe	keine Angabe	keine Angabe	keine Angabe	keine Angabe	keine Angabe
Hepatitis	selten	-	selten	selten	-	selten[1]	-
Ikterus	-	-	gelegentlich	selten	-	-	-

[1] Einzelberichte

In der EudraVigilance-Datenbank enthaltene Verdachtsfälle zu Nebenwirkungen betreffen mit einem Anteil von ca. 0,85 %–3,13 % an den gemeldeten Verdachtsfällen der Systemorganklassen die Systemorganklasse Leber- und Galleerkrankungen. Der niedrigste Anteil entfällt mit 0,85 % auf Eprosartan, der höchste auf Telmisartan mit 3,13 % (siehe Tabelle 64, Kapitel 6.1). Der Vergleich der Angaben in den Fachinformationen mit den Daten des Arzneitelegramms wirft Fragen zur Inzidenz bestimmter Nebenwirkungen auf.

5.2.10 Systemorganklasse Erkrankungen des Immunsystems

Bei der Auswertung der gefundenen Verdachtsfälle für Valsartan aus der Tabelle Line Listing der EudraVigilance-Datenbank werden vor allem anaphylaktische und allergische Reaktionen gefunden, wie in Tabelle 27 (in Spalte 2) aufgeführt.

Tabelle 27: Detaillierte Übersicht zu gefundenen verdächtigen Reaktionen in der Systemorganklasse Erkrankungen des Immunsystems zu dem Wirkstoff Valsartan

Lfd. Nr.	Gemeldete Reaktion Systemorganklasse Erkrankungen des Immunsystems	Ist diese Reaktion schwerwiegend? [ja/nein]	Wurde nur Valsartan eingenommen? [ja/nein]	Weitere angegebene suspekte/ interagierende Arzneistoffe/ Handelspräparate:	Ist die Reaktion in den Fachinfos der suspekten/interagierenden AM aufgeführt? [ja/nein]
1	Anaphylaktische Reaktion (geschwollen: Arm, Zunge, Augen), enge Kehle, Ausschlag	nein	nein	nein	-
2	Typ-I-Hypersensitivitätsreaktion: Ödem Mund, Rötung und Schwellung der Zunge	nein	nein	nein	-
3	Allergie	ja	nein	Diclofenac topisch	Nur topische Allergie denkbar
4	Allergische Reaktion, Schwierigkeiten beim Atmen, Erstickungsgefühl, Rachenödem, geschwollene Zunge	nein	nein	-	-
5	Anaphylaktische Reaktion: Angioödem, Ödem des Augenlides, Schwindel, Ausschlag, Hautverfärbung, Urtikaria, allergische Hautreaktion, verschlimmerter Kopfschmerz, erhöhter Blutdruck	nein	ja	-	-
6	Allergische Reaktion, Urtikaria	nein	ja	-	-
7	Verschlimmerte Allergien (Tierhaare, Nahrungsmittel, Hausstaub, Pollen)	nein	ja	-	-
8	Allergic reaction NOS	nein	ja	-	-
9	Reaktion auf einen Arzneimittelhilfsstoff	nein	ja	-	-
10	Geschwollenes Auge, Nahrungsmittelallergie, Erythem	nein	nein	-	-

Quelle: Recherche EudraVigilance-Datenbank am 06.01.2018 (Gateway 2017)

Arzneimittelinduzierte Angioödeme sind oft assoziiert mit der Einnahme von ACE-Hemmern und wahrscheinlich nur sekundär mit den erhöhten Bradykininspiegeln zusammenhängend. Von der Arzneistoffklasse der Angiotensin-II-Antagonisten wird angenommen, dass diese aufgrund ihres Wirkungsmechanismus keine erhöhten Bradykininspiegel verursachen. Da aber einige Fälle von Angioödemen unter Angiotensin-II-Antagonisten berichtet wurden, liegt hier offenbar ein unbekannter Mechanismus zugrunde. Daten aus Tierversuchen lassen auf einen Zusammenhang zwischen dem Einsatz von Angiotensin-II-Antagonisten und erhöhten Bradykiningewebsspiegeln durch Stimulation der Angiotensin-2-Rezeptoren schließen (58).

Die Fachinformation von Valsartan führt Angioödeme in der Systemorganklasse Haut auf, schildert diese in den Warnhinweisen grundsätzlich und nennt auch anaphylaktische Reaktionen, ohne jedoch ins Detail zu gehen. Bei der Systemorganklasse Erkrankungen des Immunsystems wird in den Fachinformationen jeder betrachtete Wirkstoff als möglicher Auslöser für eine allergische/anaphylaktische Reaktion genannt, die Details werden in verschiedenen Abschnitten der Fachinformationen untergebracht.

Tabelle 28: Übersicht über die in den Fachinformationen bereits enthaltenen Nebenwirkungen in der Systemorganklasse Erkrankungen des Immunsystems

Nebenwirkungen Systemorganklasse	Enthalten in der aktuellsten verfügbaren Fachinformation des Wirkstoffes (7), (8), (9), (10), (11), (12), (13)						
Erkrankungen des Immunsystems	Candesartan	Eprosartan	Irbesartan	Losartan	Telmisartan	Valsartan	Olmesartan
Überempfindlichkeit	-	gelegentlich[1]	-	selten	-	-	-
Hypersensitivitätsreaktionen wie Angioödeme, Ausschlag, Urtikaria	-	-	keine Angabe	selten	-	-	-
Schilderung von Angioödemen in den Warnhinweisen, Abschnitt 4.4	-	-	-	ja	-	ja	-
Angioödem bei Systemorganklasse Haut aufgeführt	sehr selten	gelegentlich[1]	-	-	selten	gelegentlich	selten
Anaphylaktische Reaktionen, Hypersensitivität	-	-	-	selten	selten	-	gelegentlich
Überempfindlichkeit (einschließlich Serumkrankheit)	-	-	-	-	-	keine Angabe	-
Vaskulitis	-	-	-	selten	-	-	-
Hinweis auf besonders gefährdete Personengruppen in Bezug auf das Angioödem (ältere Frauen, Afroamerikaner)	-	-	-	-	-	-	-

[1] Inzidenz laut Fachinformation Eprosartan nicht höher als Placebo

Nach einer Auswertung der schweizerischen Arzneimittelnebenwirkungszentrale (SANZ) kann belegt werden, dass ein Angioödem von allen Angiotensin-II-Antagonisten ausgelöst werden kann. Die Latenz bis zum Auftreten kann unter Umständen mehrere Jahre seit Therapiebeginn betragen (48). Die Datenbank des Arzneitelegramms widerspiegelt diesen Sachverhalt (siehe Tabelle 29), während die jeweiligen Fachinformationen an verschiedenen Stellen und mit verschiedenen Begriffen arbeiten, was für den Leser nicht so einfach zu interpretieren ist. Ein Vergleich zwischen den Angaben in den Fachinformationen (Tabelle 28) und der Auswertung der Angaben der Datenbank des Arzneitelegramms weist weiter Unterschiede auf, wie z. B. Angioödeme und Urtikaria bei allen ausgewerteten Wirkstoffen.

Tabelle 29: Übersicht über die in der Datenbank des Arzneitelegramms enthaltenen Häufigkeiten an Nebenwirkungen der Angiotensin-II-Antagonisten, Einstoffpräparate, in der Systemorganklasse Erkrankungen des Immunsystems

Nebenwirkungsbegriff	Häufigkeiten von Nebenwirkungen in der Arzneimitteldatenbank des Arzneitelegramms (Abfrage am 01.03.2018)						
	Candesartan	Eprosartan	Irbesartan	Losartan	Telmisartan	Valsartan	Olmesartan
Angioödem	selten	selten	selten	selten	selten[1]	gelegentlich	selten
Anaphylaktische Reaktion	-	-	-	keine Angabe	keine Angabe	-	gelegentlich
Urtikaria	selten	selten	keine Angabe	gelegentlich	keine Angabe	keine Angabe	gelegentlich

[1] auch tödliches

Überempfindlichkeitsreaktionen wie Angioödeme können lebensbedrohlich sein und sind deshalb auch bei niedriger Inzidenz bei der Verordnung der Vertreter dieser Stoffgruppe zu beachten. Ist bei dem Patienten bereits unter einem ACE-Hemmer (mit einer höheren Inzidenz von Angioödemen) eine solche Reaktion aufgetreten, liefert die Auswertung der dazu verfügbaren Literatur die Information, dass ein danach eingesetztes Sartan ebenfalls eine solche Nebenwirkung verursachen kann (Beispiele in der Literatur: (59), (60)). Ein systematischer Review quantifizierte das Risiko für einen Patienten, der unter einem ACE-Inhibitor ein Angioödem erlitt, nach einem Wechsel auf ein Sartan auf einen Wert zwischen 2 % und 17 %, für bestätigte Angioödeme lediglich 0 % bis 9,2 % (61). Es gibt aber auch einen Fallbericht eines Patienten, der jahrelang mit einem ACE-Hemmer therapiert wurde ohne dass ein Angioödem auftrat und erst nach dem Wechsel auf ein Sartan (Valsartan) ein Angioödem entwickelte (62).

Eine Auswertung der Nationalen Pharmakovigilanz Datenbank in Thailand ergab, dass von 895 identifizierten Fällen die meisten Angioödeme innerhalb der ersten Behandlungswoche auftraten (48,6 %). Am häufigsten wurden diese durch ACE-Hemmer (87,7 %), gefolgt von den Sartanen (10,5 %), Aldosteronantagonisten (2,1 %) und direkten Renininhibitoren (0,2 %) verursacht. 165 (18,4 %) wurden als schwerwiegend klassifiziert und hospitalisiert, die Sterblichkeitsrate betrug 0,4 %. Die Autoren schlussfolgern, dass die Renin-Angiotensin-Blocker assoziierten Angioödeme meistens Frauen betreffen und oft zur Hospitalisation führen (63). Eine weitere Literaturquelle, ein „manual record review“, schlussfolgert ebenfalls, dass vor allem ältere Frauen und afrikanische Amerikaner häufiger betroffen seien. Im ersten Monat der Behandlung seien 25 % der Patienten, die eine Angioödem entwickelten, bereits betroffen (64). Die letzte Zeile in Tabelle 28 gibt Aufschluss darüber, ob in den jeweiligen Fachinformationen über besonders für Angioödeme prädisponierte Patienten informiert wird. In keiner Fachinformation war dies der Fall. In der Fachinformation von Irbesartan heißt es sogar: „Die Häufigkeit der unerwünschten Wirkungen war unabhängig von Dosis (im empfohlenen Dosisbereich), Geschlecht, Alter, ethnischer Zugehörigkeit oder Dauer der Behandlung“ (10).

Eine weiterer Fallbericht sieht einen Zusammenhang zwischen dem Auftreten eines Angioödems bei einer 64-jährigen Spanierin (Schwellen der Lippen) und einer Dosiserhöhung bei ihrer Therapie mit Valsartan wegen einem unkontrollierten Bluthochdruck (58).

Angioödeme im Mundbereich, die in der EudraVigilance-Datenbank für Valsartan gefunden wurden (aber nicht in der Fachinformation stehen), werden auch für Candesartan berichtet (65). Angioödeme können aber auch andere Körperteile betreffen: Im Ergebnis der Literaturrecherche fand sich ein Fallbericht zu einem wiederholten Darmverschluss infolge eines Angioödems im Darm unter einer dreifachen Blockade des Renin-Angiotensin-Systems. Der 77-jährige Patient mit einer Nephropathie entwickelte innerhalb von 5 Monaten 6-mal einen Darmverschluss infolge eines Angioödems im Darm (66). Für Irbesartan wurde ein Fallbericht veröffentlicht, in dem bei einem 68-jährigen Mann 3 Tage nach dem zu einer seit langem bestehenden Therapie mit Lisinopril Irbesartan ergänzt wurde, ein peniles Angioödem auftrat (67).

In der EudraVigilance-Datenbank enthaltene Verdachtsfälle zu unerwünschten Nebenwirkungen betreffen mit einem Anteil von ca. 0,4–1,16 % an allen gemeldeten Verdachtsfällen aller Systemorganklassen die Systemorganklasse Erkrankungen des Immunsystems. Es hebt sich mit der Anzahl der Verdachtsmeldungen kein einzelner Angiotensin-II-Antagonist wesentlich hervor (siehe Tabelle 64, Kapitel 6.1).

5.2.11 Systemorganklasse Infektionen und parasitäre Erkrankungen

Eine Auswertung der gefundenen verdächtigen Reaktionen für Valsartan aus der Tabelle Line Listing der EudraVigilance-Datenbank ergab eine „Atemwegsinfektion", eine „Bauchfellentzündung", eine „Pharyngitis/Rachenreizung und Dysgeusie (Geschmacksstörung)" sowie eine „Pneumonie" als Funde.

Tabelle 30: Detaillierte Übersicht zu gefundenen verdächtigen Reaktionen in der Systemorganklasse Infektionen und parasitäre Erkrankungen zu dem Wirkstoff Valsartan

Lfd. Nr.	Gemeldete Reaktion Systemorganklasse Infektionen und parasitäre Erkrankungen	Ist diese Reaktion schwerwiegend? [ja/nein]	Wurde nur Valsartan eingenommen? [ja/nein]	Weitere angegebene suspekte/interagierende Arzneistoffe/ Handelspräparate:	Ist die Reaktion in den Fachinfos der suspekten/interagierenden AM aufgeführt? [ja/nein]
1	Atemwegsinfektion (common cold)	nein	nein	Valsartan/ Hydrochlorothiazid	nein
2	Bauchfellentzündung (Peritonitis)	nein	nein	Ergocalciferol, Acenocoumarol	nein
3	Pharyngitis, Rachenreizung, Geschmacksstörung	nein	ja	-	-
4	Pneumonie	ja	nein	Glycopyrroniumbromid	nein

Quelle: Recherche EudraVigilance-Datenbank am 26.02.2018 (Gateway 2018)

Eine Übersicht über die in den Fachinformationen enthaltenen Nebenwirkungsangaben liefert Tabelle 31. Auffällig ist, dass nur Candesartan Atemwegsinfektionen aufführt. Die Fachinformationen von Eprosartan, Irbesartan, Valsartan und Olmesartan geben überhaupt keinerlei Infektionen in dieser Systemorganklasse als aufgetretene Nebenwirkungen an.

Tabelle 31: Übersicht über die in den Fachinformationen bereits enthaltenen Nebenwirkungen in der Organklasse Infektionen und parasitäre Erkrankungen

Nebenwirkungen Systemorganklasse	Enthalten in der aktuellsten verfügbaren Fachinformation des Wirkstoffes (7), (8), (9), (10), (11), (12), (13)						
Infektionen und parasitäre Erkrankungen	Candesartan	Eprosartan	Irbesartan	Losartan	Telmisartan	Valsartan	Olmesartan
Atemwegsinfektion	häufig	-	-	-	-	-	-
Harnwegsinfektion einschließlich Zystitis	-	-	-	keine Angabe	gelegentlich	-	-
Infektion der oberen Atemwege einschließlich Pharyngitis und Sinusitis	-	-	-	-	gelegentlich	-	-
Sepsis einschließlich tödlichem Ausgang	-	-	-	-	selten	-	-

Wird in der Datenbank des Arzneitelegramms zu den Infektionen, die wenigstens bei Candesartan, Losartan und Telmisartan in der Fachinformation angegeben werden bzw. bei Valsartan in der EudraVigilance-Datenbank gefunden wurden, recherchiert, resultieren folgende Ergebnisse:

Tabelle 32: Übersicht über die in der Datenbank des Arzneitelegramms enthaltenen Häufigkeiten an Nebenwirkungen der Angiotensin-II-Antagonisten, Einstoffpräparate, in der Systemorganklasse Infektionen und parasitäre Erkrankungen

Nebenwirkungsbegriff	Häufigkeiten von Nebenwirkungen in der Arzneimitteldatenbank des Arzneitelegramms (Abfrage am 01.03.2018)						
	Candesartan	Eprosartan	Irbesartan	Losartan	Telmisartan	Valsartan	Olmesartan
Atemwegsinfektion, obere	häufig (6 %, bei Kindern sehr häufig)	häufig (bis 10 %)	sehr häufig (bis 18 %)	häufig (bis 8 %)	häufig (7 %)	häufig (3 %)	häufig
Pneumonie	selten (interstitielle)	-	-	-	-	selten (interstitielle)	-
Harnwegsinfektion	-	häufig (1,5 %)	häufig (1 %)	sehr häufig	gelegentlich	-	häufig
Sepsis	-	-	-	-	keine Angabe[1]	-	-

[1] auch tödliche
(zu dem Begriff Peritonitis konnte in der Datenbank des arznei-telegramms nicht gefiltert werden)

Im Vergleich zu den Nebenwirkungsangaben und -häufigkeiten aus dem Arzneitelegramm nehmen sich die Angaben aus den Fachinformationen in dieser Systemorganklasse dürftig aus.

Die schwerwiegende (lebensbedrohliche) Nebenwirkung „Sepsis“, die in der Fachinformation von Telmisartan (12) aufgeführt wird, fällt hier auf. In der Fachinformation wird dazu aufgeführt, dass in der ProFESS Studie eine erhöhte Inzidenz an Sepsisfällen unter Telmisartan im Vergleich zu Placebo beobachtet wurde. Erläuternd wird hinzugefügt, dass es sich sowohl um einen Zufallsbefund als auch einen unbekannten Wirkungsmechanismus handeln könne. Die Autoren Sandra Dial et al. führten eine retrospektive Nested-Case-Control-Studie (verschachtelte Fall-Kontroll-Studie) anhand einer Kohorte von 550.436 hypertensiven Patienten (2000–2009) durch, um herauszufinden, ob Telmisartan, die Klasse der Angiotensin-II-Rezeptorantagonisten bzw. die der ACE-Hemmer, ein erhöhtes Sepsisrisiko, eine erhöhte sepsisbedingte Mortalität und Niereninsuffizienz bei hypertensiven Patienten verursachen könnten. Im Ergebnis stellen sie fest, dass hypertensive Patienten, die mit Angiotensin-II-Rezeptorantagonisten, inklusive Telmisartan, behandelt werden, scheinbar kein erhöhtes Risiko einer Sepsis bzw. einer mit einer Sepsis verbundenen Mortalität oder Niereninsuffizienz aufweisen. Dagegen könnten Patienten, die ACE-Hemmer einnehmen, ein erhöhtes Risiko aufweisen (68). Eine spezielle Auswertung in der EudraVigilance-Datenbank zu den Wirkstoffen Candesartan, Eprosartan, Irbesartan, Losartan, Telmisartan, Valsartan und Olmesartan für den Zeitraum Jahr 2017 (Gateway 2017) ergab auch für Valsartan und Candesartan je 3 gemeldete Sepsisverdachtfälle. Zu den anderen Wirkstoffen wurden in diesem Zeitraum keine derartigen Verdachtsfälle gefunden.

In der EudraVigilance-Datenbank enthaltene Verdachtsfälle zu unerwünschten Nebenwirkungen betreffen mit einem Anteil von ca. 1,69 %–4,99 % an allen gemeldeten Verdachtsfällen der Systemorganklassen die Systemorganklasse Infektionen und parasitäre Erkrankungen. Der niedrigste Anteil entfällt mit 1,69 % auf Irbesartan, der höchste auf Olmesartan mit 4,99 % (siehe Tabelle 64, Kapitel 6.1). Die Darstellung in der Datenbank des Arzneitelegramms mit vielen häufigen Atemwegs- und Harnwegsinfektionen scheint der Wirklichkeit näher zu kommen als die Fachinformationen.

5.2.12 Systemorganklasse Verletzung, Vergiftung und durch Eingriffe bedingte Komplikationen

Eine Auswertung der gefundenen Verdachtsfälle für Valsartan aus der Tabelle Line Listing der EudraVigilance-Datenbank ergibt zwei Meldungen: „erhöhter Blutdruck, Verordnungsfehler“ und „Bewusstlosigkeit/Verletzung/Kratzer“. Letzteres ist durchaus vorstellbar, wenn der Blutdruck schnell abfällt.

Tabelle 33: Detaillierte Übersicht zu gefundenen verdächtigen Reaktionen in der Systemorganklasse Verletzung, Vergiftung und durch Eingriffe bedingte Komplikationen zu dem Wirkstoff Valsartan

Lfd. Nr.	Gemeldete Reaktion Systemorganklasse Verletzung, Vergiftung und durch Eingriffe bedingte Komplikationen	Ist diese Reaktion schwerwiegend? [ja/nein]	Wurde nur Valsartan eingenommen? [ja/nein]	Weitere angegebene suspekte/interagierende Arzneistoffe/ Handelspräparate:	Ist die Reaktion in den Fachinfos der suspekten/interagierenden AM aufgeführt? [ja/nein]
1	Erhöhter Blutdruck, Verordnungsfehler	nein	ja	-	-
2	Bewusstlosigkeit, Verletzung, Kratzer	nein	ja	-	-

Quelle: Recherche EudraVigilance-Datenbank am 06.02.2018

Dennoch weist keine Fachinformation Angaben zu möglichen Nebenwirkungen unter Punkt 4.8 aus. Nur im Abschnitt 4.9 der Fachinformation findet sich „Bewusstseinsbeeinträchtigung, Kreislaufkollaps und/oder -schock" als Folge einer Überdosierung. Bei dem gemeldeten Fall wurde keine Überdosierung angegeben.

In der EudraVigilance-Datenbank enthaltene Verdachtsfälle zu Nebenwirkungen betreffen mit einem Anteil von ca. 2,54 %–5,01 % an den gemeldeten Verdachtsfällen aller Systemorganklassen die Systemorganklasse Verletzung, Vergiftung und durch Eingriffe bedingte Komplikationen. Der niedrigste Anteil entfällt mit 2,54 % auf Eprosartan, der höchste auf Candesartan mit 5,01 % (siehe Tabelle 64, Kapitel 6.1).

Die neue Definition des Nebenwirkungsbegriffs umfasst auch Reaktionen durch missbräuchliche Einnahme von Arzneistoffen (z. B. Suizidversuche). Aus toxikologischer Sicht weisen die Angiotensin-II-Antagonisten ein günstiges Nutzen-Risiko-Verhältnis auf. Selbst die Einnahme sehr hoher Dosen führt nicht zu schweren Vergiftungen. Mit einem akuten Blutdruckabfall ist erst bei einer erheblichen Überschreitung der therapeutischen Dosierung (10- bis 20-fache TMD) zu rechnen. Ein Teil der Fälle verlief selbst nach der Einnahme noch höherer Dosen symptomlos (46), (48). Solche Meldungen sind ebenfalls in der EudraVigilance-Datenbank zu finden. Wünschenswert ist es auch hier, diese Informationen in die Fachinformation aufzunehmen.

5.2.13 **Systemorganklasse Untersuchungen (Laborwerte)**

Bei der Auswertung der gefundenen Verdachtsfälle für Valsartan aus der Tabelle Line Listing der EudraVigilance-Datenbank ergeben sich die in Tabelle 34, Spalte 2, angegebenen verdächtigen Reaktionen.

Tabelle 34: Detaillierte Übersicht zu gefundenen verdächtigen Reaktionen in der Systemorganklasse Untersuchungen/Laborwerte zu dem Wirkstoff Valsartan

Lfd. Nr.	Gemeldete Reaktion Systemorganklasse Untersuchungen (Laborwerte)	Ist diese Reaktion schwerwiegend? [ja/nein]	Wurde nur Valsartan eingenommen? [ja/nein]	Weitere angegebene suspekte/interagierende Arzneistoffe/ Handelspräparate:	Ist die Reaktion in den Fachinfos der suspekten/interagierenden AM aufgeführt? [ja/nein]
1	Blutdruckanstieg	nein	nein	-	-
2	Erhöhter systolischer Blutdruck	nein	nein	-	-
3	Blutdruckanstieg (unzureichende Arzneimittelwirkung)	nein	nein	Carvedilol, Amlodipin	nein
4	Erhöhter Blutdruck (Verordnungsfehler)	nein	ja	-	-
5	Erhöhter Blutdruck	nein	ja	-	-

Lfd. Nr.	Gemeldete Reaktion Systemorganklasse Untersuchungen (Laborwerte)	Ist diese Reaktion schwerwiegend? [ja/nein]	Wurde nur Valsartan eingenommen? [ja/nein]	Weitere angegebene suspekte/interagierende Arzneistoffe/ Handelspräparate:	Ist die Reaktion in den Fachinfos der suspekten/interagierenden AM aufgeführt? [ja/nein]
6	Ungewöhnlicher Geschmack, erhöhter Blutdruck (Dysgeusie)	nein	ja	-	-
7	Abnormaler Blutzucker	nein	ja	-	-
8	Erhöhter Blutdruck, mangelnder Arzneimitteleffekt	nein	ja	-	-
9	Gewichtsverlust durch Sprue-like enteropathy	nein	nein	-	-
10	Blutdruckanstieg, unzureichender Arzneimitteleffekt (andere Fallnummer)	nein	nein	Amlodipin, Carvedilol	nein
11	Erhöhtes Körpergewicht (Ödeme, Flüssigkeitsretention)	nein	nein	-	-
12	Erhöhter systolischer Blutdruck, (andere Fallnummer)	nein	ja	-	-
13	Erhöhter Blutdruck	nein	ja	-	-

Quelle: Recherche EudraVigilance-Datenbank am 08.02.2018 (Gateway 2018)

Die Tabelle 35 zeigt eine Übersicht über die Laborwerte, die bekanntermaßen (gemäß Fachinformationen) durch Gabe der jeweiligen Angiotensin-II-Antagonisten beeinflusst werden können. Die Beeinflussung einiger Werte wurde bereits in vorangegangenen Kapiteln bzw. wird in nachfolgenden Kapiteln dargestellt (z. B. Hämoglobinabfall in 5.2.1, Hyperkaliämie, Hyponatriämie in 5.2.14). In keiner Fachinformation werden solche Meldungen wie erhöhter Blutdruck, Gewichtsverlust durch Enteropathien in dieser Systemorganklasse erwähnt.

Tabelle 35: Übersicht über die in den Fachinformationen bereits enthaltenen Nebenwirkungen in der Systemorganklasse Untersuchungen (Laborwerte)

Nebenwirkungen Systemorganklasse	Enthalten in der aktuellsten verfügbaren Fachinformation des Wirkstoffes (7), (8), (9), (10), (11), (12), (13)					
Untersuchungen (Laborwerte)	Candesartan	Eprosartan	Irbesartan	Losartan	Telmisartan	Valsartan	Olmesartan
Hämoglobin, geringfügiges Absinken als Klasseneffekt (siehe auch Kapitel 5.2.1 Erkrankungen des Blut- und Lymphsystems)	ja	-	häufig[1,4]	-	selten	-	-
Hyperkaliämie (siehe auch Kapitel Systemorganklasse Stoffwechsel- und Ernährungsstörungen)	häufig[5]	-	sehr häufig[1]	häufig[7] bis gelegentlich[8]	gelegentlich	gelegentlich	-
Einschränkung der Nierenfunktion	häufig[5]						
Signifikanter Anstieg Plasma-Kreatinkinase	-	-	häufig	-	-	-	-
Anstieg Serumkreatinin (siehe auch Kapitel Erkrankungen der Niere und der Harnwege)	-	-	häufig[3]	häufig[1]	gelegentlich	gelegentlich	selten
Erhöhte CK-Werte (Kinder/Jugendliche)	-	-	häufig[6]		-	-	-
Erhöhte Alaninaminotransferasen	-	-	-	selten[2]	-	-	-
Anstieg des Blutharnstoffs	-	-	-	häufig[1]	-	keine Angabe	häufig
Hypoglykämie (siehe Kapitel Systemorganklasse Stoffwechsel- und Ernährungsstörungen)	-	-	-	häufig[9]	-	-	-
Hyponatriämie (siehe Kapitel Systemorganklasse Stoffwechsel- und Ernährungsstörungen)	-	-	-	keine Angabe	-	keine Angabe	-
Hyperurikämie	-	-	-	-	selten	-	-
Erhöhte Leberenzymwerte (siehe auch hepatobiliäre Erkrankungen)	-	-	-	-	selten	keine Angabe	häufig
Erhöhte Kreatinphosphokinase im Blut	-	-	-	-	selten	-	häufig

Quelle: Fachinfo.de

1 unerwünschte Reaktion, die zusätzlich bei > 2 % der diabetischen, hypertensiven Patienten mit chronischer Niereninsuffizienz und offenkundiger Proteinurie und häufiger als in der Placebo-Gruppe auftrat

2 nach Beendigung der Behandlung üblicherweise rückläufig

3 bei Patienten, die im Anwendungsgebiet Herzinsuffizienz behandelt werden

4 Hämoglobinabfall klinisch nicht relevant

5 bei 6,5 % der Kinder

6 bei 2 % der Kinder

[7] häufig bei Patienten, die 150 mg Losartan anstatt 50 mg Losartan bekamen

[8] In einer klinischen Studie, die mit Patienten mit Typ-2-Diabetes mellitus und einer Nephropathie durchgeführt wurde, entwickelten 9,9 % der mit Losartan-Tabletten behandelten Patienten und 3,4 % der Patienten unter Plazebo eine Hyperkaliämie > 5,5 mmol/l.

[9] bei Hypertonie und Typ-2-Diabetes mellitus mit renaler Beteiligung

Angaben in der Systemorganklasse Untersuchungen/Laborwerte befinden sich in der Fachinformation des Wirkstoffes Eprosartan gar nicht, was auch im Vergleich zu anderen Fachinformationen nicht plausibel erscheint.

Die exemplarische Recherche in der EudraVigilance-Datenbank zu dem Wirkstoff Valsartan ergab in 10 Fällen einen Blutdruckanstieg, obwohl Valsartan gegen einen erhöhten Blutdruck eingesetzt wird. Das kann viele Ursachen haben (schlechte Compliance, Kombinationstherapie erforderlich, Gegenanzeige nicht beachtet, etc.).

Der Gewichtsverlust durch eine Sprue-ähnliche Enteropathie überschneidet sich u. a. mit den Kapiteln 5.2.7 Erkrankungen des Gastrointestinaltraktes, 5.2.14 Stoffwechsel- und Ernährungsstörungen. Das erhöhte Körpergewicht durch Ödeme bzw. Flüssigkeitsretention erinnert an den beschriebenen Fall des „aldosteron-escape" Phänomens aus dem Kapitel 5.2.5 Endokrine Erkrankungen.

Etwas ausführlicher möchte ich das Thema „New-Onset" Diabetes unter Anwendung von Valsartan (exemplarisch für die Stoffklasse) diskutieren. Zum Stand des medizinischen Wissens gehört, dass Arzneimittel, die das Renin-Angiotensin-System hemmen, das Risiko von Diabetes und kardiovaskulären Ereignissen bei Patienten mit gestörter Glukosetoleranz senken. Die NAVIGATOR-Study Group veröffentlichte einen Artikel zum Effekt von Valsartan auf die Inzidenz von Diabetes und kardiovaskulären Ereignissen (69) und stellt fest, dass die kumulative Inzidenz eines Diabetes in der Valsartan Gruppe 33,1 % betrug, verglichen mit einer Inzidenz von ca. 36,8 % in der Placebo Gruppe. Das schließt als Nebenwirkung das Neuauftreten eines Diabetes nicht aus, ebenso nicht eine Hyperglykämie, aber die Häufigkeit dürfte unter dem Placeboniveau liegen. Zu den meisten Nebenwirkungen in den Fachinformationen zu Untersuchungen (Laborwerten) wird bereits in anderen Kapiteln Stellung genommen.

In der EudraVigilance-Datenbank enthaltene Verdachtsfälle zu Nebenwirkungen betreffen mit einem Anteil von ca. 6,55 %–12,25 % an den gemeldeten Verdachtsfällen aller Systemorganklassen die Systemorganklasse Untersuchungen. Der niedrigste Anteil entfällt mit 6,55 % auf Eprosartan, der höchste auf Valsartan mit 12,25 % (siehe Tabelle 64, Kapitel 6.1). In der Datenbank des Arzneitelegramms konnte unter diesen Suchbegriffen nicht recherchiert werden.

5.2.14 Systemorganklasse Stoffwechsel- und Ernährungsstörungen

Bei der Auswertung der gefundenen Verdachtsfälle für Valsartan aus der Tabelle Line Listing der EudraVigilance-Datenbank werden in Tabelle 36, Spalte 2, folgende verdächtige Reaktionen ausgewiesen:

Tabelle 36: Detaillierte Übersicht zu gefundenen verdächtigen Reaktionen in der Systemorganklasse Stoffwechsel- und Ernährungsstörungen zu dem Wirkstoff Valsartan

Lfd. Nr.	Gemeldete Reaktion Systemorganklasse Stoffwechsel- und Ernährungsstörungen	Ist diese Reaktion schwerwiegend? [ja/nein]	Wurde nur Valsartan eingenommen? [ja/nein]	Weitere angegebene suspekte/ interagierende Arzneistoffe/ Handelspräparate:	Ist die Reaktion in den Fachinfos der suspekten/interagierenden AM aufgeführt? [ja/nein]
1	Sprue-ähnliche Enteropathie, Atrophie der Darmzotten, wäßrige Diarrhöe, Gewichtsverlust	ja	ja	-	-
2	Eisenmangel	ja	ja	-	-
3	Eisenmangel	ja	nein	Hydrochlorothiazid	nein
4	Hyperkaliämie, Serumkreatinin erhöht	nein	nein	Diclofenac Natrium	Hyperkaliämie, Kontrolle Nierenfunktion Diclofenac
5	Hypoglykämie, Hyperkaliämie	ja	nein	Atorvastatin, Indapamid, Warfarin, Perindopril, Acarbose, Gliclazid, Metformin	Hypoglykämie (Gliclazid), parallele Anwendung Perindopril/ Valsartan häufig Hyperkaliämie
6	Wässriger Stuhl, Dehydratation, (Colitis)	ja	nein	Entresto	nein
7	Hyperkaliämie, Schwäche, metabolische Acidose (akute Nierenschädigung)	ja	nein	Imidapril (ACE-Hemmer!), Carvedilol, Barnidipine (Ca-Kanal-Blocker), Diltiazem	parallele Anwendung ACE-Hemmer/Valsartan häufig Hyperkaliämie und Nierenversagen
8	Verstopfung, Appetitstörung, Diarrhöe, vermehrter Durst	ja	nein	Entresto	Diarrhöe (Entresto), Appetitlosigkeit (begleitend Furosemid)
9	Typ-1-Diabetes mellitus	nein	ja	-	-
10	Diabetes	nein	nein	Amlodipin	Hyperglykämie (Amlodipin)

Lfd. Nr.	Gemeldete Reaktion Systemorganklasse Stoffwechsel- und Ernährungsstörungen	Ist diese Reaktion schwerwiegend? [ja/nein]	Wurde nur Valsartan eingenommen? [ja/nein]	Weitere angegebene suspekte/ interagierende Arzneistoffe/ Handelspräparate:	Ist die Reaktion in den Fachinfos der suspekten/interagierenden AM aufgeführt? [ja/nein]
11	Diabetes	nein	nein	Amlodipin	Hyperglykämie (Amlodipin)
12	Diabetes	nein	nein	Acenocoumarol	nein
13	Hyperkaliämie, erhöhtes Serumkreatinin	ja	nein	Acetylsalicylsäure, Amlodipin, Metformin	Erhöhtes Serumkreatinin (Metformin und Valsartan)
14	Hyperglykämie	ja	nein	Diphenhydraminsalicylat, Diprophyllin, Betahistinmesilat, Esomeprazol, Magnesiumoxid	nein
15	Hyperkaliämie, Dialyse	ja	nein	Enalapril	Hyperkaliämie (begleitend Spironolacton gegeben), parallele Anwendung ACE-Hemmer/ Valsartan häufig Hyperkaliämie und Nierenversagen

Quelle: Recherche EudraVigilance-Datenbank am 06.01.2018 (Gateway 2017)

Zu den Sprue-ähnlichen Enteropathien (aber auch betreffend den Fall mit dem wässrigen Stuhl, der Colitis) wurden bereits im Kapitel 5.1 Erläuterungen gegeben. Erhöhte Serumkreatininspiegel werden auch bei anderen Angiotensin-II-Antagonisten gesehen (70). Bezüglich der Verdachtsfälle mit neu aufgetretenem Diabetes siehe Ergebnisse der NAVIGATOR Study Group (69). Die Veröffentlichung von Yi-sheng Liou (71) stellt ebenfalls im Ergebnis einer populationsbasierten Studie mit 8.638 taiwanesischen älteren Hypertonikern fest, dass zwischen der Gabe von Angiotensin-II-Antagonisten und dem Risiko eines neu aufgetretenen Diabetes (new onset diabetes) kein Zusammenhang besteht.

In den Fachinformationen der Wirkstoffe werden als Nebenwirkungen Hyperkaliämie (sowohl in den Warnhinweisen (Abschnitt 4.4 der Fachinformation) als auch unter Nebenwirkungen gelistet), Hyponatriämie, Hypoglykämie, Hypertriglycerid- und Hyperurikämie aufgeführt (siehe Tabelle 37).

Tabelle 37: Übersicht über die in den Fachinformationen bereits enthaltenen Nebenwirkungen in der Systemorganklasse Stoffwechsel- und Ernährungsstörungen

Nebenwirkungen Systemorganklasse	Enthalten in der aktuellsten verfügbaren Fachinformation des Wirkstoffes (7), (8), (9), (10), (11), (12), (13)						
Stoffwechsel- und Ernährungsstörungen	Candesartan	Eprosartan	Irbesartan	Losartan	Telmisartan	Valsartan	Olmesartan
Hyperkaliämie in den Warnhinweisen (Abschnitt 4.4 Fachinformation)	ja	ja	ja	-	ja	ja	ja
Hyperkaliämie	sehr selten	-	keine Angabe	häufig[3] bis gelegentlich[4]	gelegentlich	gelegentlich	selten
Hyponatriämie	sehr selten	-	-	keine Angabe[2]	-	keine Angabe	-
Störungen des Elektrolythaushaltes in den Warnhinweisen (Abschnitt 4.4 Fachinformation)	-	-	-	ja	-	-	-
Hypoglykämie	-	-	-	häufig[5]	selten[1]	-	-
Anstieg des Serumkaliums	-	-	-	häufig[3] bis gelegentlich[4]	-	keine Angabe	-
Hypertriglyceridämie	-	-	-	-	-	-	häufig
Hyperurikämie	-	-	-	-	-	-	häufig

1 bei Patienten mit Diabetes mellitus

2 unter Untersuchungen/Laborwerte

3 Häufig bei Patienten, die 150 mg Losartan anstatt 50 mg Losartan bekamen

4 In einer klinischen Studie, die mit Patienten mit Typ-2-Diabetes mellitus und einer Nephropathie durchgeführt wurde, entwickelten 9,9 % der mit Losartan-Tabletten behandelten Patienten und 3,4 % der Patienten unter Plazebo eine Hyperkaliämie > 5,5 mmol/l

5 bei Hypertonie und Typ-2-Diabetes mellitus mit renaler Beteiligung

Ein Vergleich mit den Häufigkeitseinstufungen der Nebenwirkungen des Arzneitelegramms liefert folgende Ergebnisse:

Tabelle 38: Übersicht über die in der Datenbank des Arzneitelegramms enthaltenen Häufigkeiten an Nebenwirkungen der Angiotensin-II-Antagonisten, Einstoffpräparate, in der Systemorganklasse Stoffwechsel- und Ernährungsstörungen

Nebenwirkungs-begriff	Häufigkeiten von Nebenwirkungen in der Arzneimitteldatenbank des Arzneitelegramms (Abfrage am 01.03.2018)						
	Candesartan	Eprosartan	Irbesartan	Losartan	Telmisartan	Valsartan	Olmesartan
Hyperkaliämie	häufig[1]	gelegentlich (0,9 %)	sehr häufig[2]	häufig[3]	häufig[1]	häufig[4]	selten[1]
Hyponatriämie	keine Angabe	-	-	gelegentlich	-	keine Angabe	-
Hypoglykämie	selten	-	-	selten[5]	selten[6]	selten	-
Hyperglykämie	-	-	-	selten	-	-	häufig
Hypertriglycerid-ämie	-	häufig (bis 3 %)	-	-	häufig (2 %)	-	häufig
Hyperurikämie	gelegentlich (0,6 %)	-	-	gelegentlich	selten	-	häufig

1 insbesondere bei vorliegenden Nierenfunktionsstörungen und anderen prädisponierenden Erkrankungen sowie bei Komedikation mit anderen Mitteln, die die Kaliumspiegel erhöhen

2 bei diabetischen hypertensiven Patienten mit Mikroalbuminurie oder mit normaler Nierenfunktion zu 29 %, bei offenkundiger Proteinurie zu 46 %

3 Serumkalium über 5,5 mmol/l: 1,5 %, bei Patienten mit diabetischer Nephropathie: 10 %

4 über 20%iger Anstieg des Serum-Kalium (4 %)

5 bei Patienten mit Hypertonie und Typ-2-Diabetes häufig

6 bei Patienten mit Diabetes mellitus

Die Häufigkeit der möglichen Nebenwirkungen in der Datenbank des Arzneitelegramms wird höher eingestuft als in den Fachinformationen, gerade bei der Hyperkaliämie. Insbesondere bei der Hyperkaliämie hängt die Häufigkeit der Nebenwirkungen aber auch von den Grunderkrankungen der Patientenpopulation ab, wie in den Fußnoten zu diesen Angaben aus dem Arzneitelegramm zu erkennen ist. Trotzdem erscheinen die Fachinformationen dann nur als „halbe" Wahrheit.

Die Hypertriglycerid- und Hyperurikämie wurde nur in der Fachinformation von Olmesartan angeführt, die Datenbank des Arzneitelegramms weist insgesamt mehrere Wirkstoffe aus, darunter bei der Hypertriglyceridämie mit der Einstufung „häufig".

In der EudraVigilance-Datenbank enthaltene Verdachtsfälle zu unerwünschten Nebenwirkungen betreffen mit einem Anteil von ca. 4,23–7,41 % an allen gemeldeten Verdachtsfällen aller Systemorganklassen die Systemorganklasse Stoffwechsel- und Ernährungsstörungen.

Der höchste Anteil an Meldungen entfällt auf Irbesartan mit 7,41 %, der niedrigste mit 4,23 % auf Eprosartan (siehe Tabelle 64, Kapitel 6.1). Der prozentual höchste Anteil an Verdachtsfällen für Irbesartan steht im Widerspruch zu den wenigen Angaben in der Fachinformation (vergleiche Tabelle 37). Aber auch die sehr häufige Nennung der Nebenwirkung Hyperkaliämie in der Datenbank des Arzneitelegramms muss nicht den relativ hohen Anteil an Verdachtsfällen für Irbesartan in der Eudravigilance-Datenbank allein erklären. Weitere Recherchen wären sinnvoll.

5.2.15 Systemorganklasse Erkrankungen der Skelettmuskulatur-, Bindegewebs- und Knochenerkrankungen

Funde für den Wirkstoff Valsartan aus der Tabelle Line Listing der EudraVigilance-Datenbank resultieren in der Systemorganklasse Erkrankungen der Skelettmuskulatur-, Bindegewebs- und Knochenerkrankungen in den verdächtigen Reaktionen „Nackenschmerzen, Kraftlosigkeit" und „morgendliche Steifigkeit, Nackenschmerzen, Gelenkschmerzen" (siehe Tabelle 39).

Tabelle 39: Detaillierte Übersicht zu gefundenen verdächtigen Reaktionen in der Systemorganklasse Skelettmuskulatur-, Bindegewebs- und Knochenerkrankungen zu dem Wirkstoff Valsartan

Lfd. Nr.	Gemeldete Reaktion Systemorganklasse Skelettmuskulatur-, Bindegewebs- und Knochenerkrankungen	Ist diese Reaktion schwerwiegend? [ja/nein]	Wurde nur Valsartan eingenommen? [ja/nein]	Weitere angegebene suspekte/interagierende Arzneistoffe/ Handelspräparate:	Ist die Reaktion in den Fachinfos der suspekten/interagierenden AM aufgeführt? [ja/nein]
1	Nackenschmerzen, Kraftlosigkeit	nein	ja	-	-
2	Morgendliche Steifigkeit, Nackenschmerzen, Gelenkschmerzen	nein	nein	Xyrem	Ja (Xyrem)

Quelle: Recherche EudraVigilance-Datenbank am 05.02.2018 (Gateway 2018)

In Tabelle 40 soll eine Übersicht Auskunft geben, ob diese verdächtigen Reaktionen in anderen Fachinformationen dieser Arzneistoffklasse genannt werden. Dies ist nicht der Fall. Es verwundert jedoch, wieso die häufig in der Bevölkerung vorkommenden Rückenschmerzen mit relativ geringer Inzidenz in den Fachinformationen angegeben werden. Das könnte natürlich an der selektierten Studienpopulation liegen, deren Ergebnisse den Fachinformationen zugrunde liegen.

Tabelle 40: Übersicht über die in den Fachinformationen bereits enthaltenen Nebenwirkungen in der Systemorganklasse Skelettmuskulatur-, Bindegewebs- und Knochenerkrankungen

Unerwünschte Arzneimittelwirkungen Systemorganklasse Skelettmuskulatur-, Bindegewebs- und Knochenerkrankungen	Enthalten in der aktuellsten verfügbaren Fachinformation des Wirkstoffes (7), (8), (9), (10), (11), (12), (13)						
	Candesartan	Eprosartan	Irbesartan	Losartan	Telmisartan	Valsartan	Olmesartan
Rückenschmerzen	sehr selten	-	-	keine Angabe	gelegentlich	-	häufig
Arthralgie	sehr selten	-	keine Angabe	keine Angabe	selten	-	-
Myalgie	sehr selten	-	keine Angabe[2]	keine Angabe	gelegentlich	keine Angabe	gelegentlich
Muskuloskelettale Schmerzen	-	-	häufig[1]	-	-	-	häufig
Muskelkrämpfe	-	-	keine Angabe	-	gelegentlich	-	selten
Rhabdomyolyse	-	-	-	keine Angabe	-	-	-
Schmerzen in den Extremitäten	-	-	-	-	selten	-	-
Sehnenschmerzen (tendinitisähnlich)	-	-	-	-	selten	-	-
Arthritis	-	-	-	-	-	-	häufig

[1] Unerwünschte Reaktionen, die zusätzlich bei > 2 % der diabetischen, hypertensiven Patienten mit chronischer Niereninsuffizienz und offenkundiger Proteinurie und häufiger als in der Placebo-Gruppe auftraten.

[2] gelegentlich verbunden mit erhöhter Plasma-Kreatin-Kinase-Aktivität

Ein Vergleich mit den Daten des Arzneitelegramms (siehe Tabelle 41) rückt die Häufigkeiten der möglichen Nebenwirkungen wieder in realistischere Bereiche. Rückenschmerzen werden – mit Ausnahme von Irbesartan – bei allen betrachteten Wirkstoffen als häufig angegeben. Arthralgien und Myalgien werden ebenfalls vom Arzneitelegramm häufiger eingestuft als in den Fachinformationen. Allerdings fand sich auch hier kein Fall von Nackenschmerzen, der aber in der EudraVigilance-Datenbank für Valsartan recherchierbar ist.

Tabelle 41: Übersicht über die in der Datenbank des Arzneitelegramms enthaltenen Häufigkeiten an Nebenwirkungen der Angiotensin-II-Antagonisten, Einstoffpräparate, in der Systemorganklasse Skelettmuskulatur-, Bindegewebs- und Knochenerkrankungen

Nebenwirkungs-begriff	Häufigkeiten von Nebenwirkungen in der Arzneimitteldatenbank des Arzneitelegramms (Abfrage am 01.03.2018)						
	Candesartan	Eprosartan	Irbesartan	Losartan	Telmisartan	Valsartan	Olmesartan
Rückenschmer-zen	häufig (3 %)	häufig (bis 2 %)	keine Angabe	häufig (2 % und mehr)	häufig (1,5 %)	häufig (3 %)	häufig
Arthralgie	keine Angabe	häufig (2 %)	selten	keine Angabe	häufig	häufig (1 %)	häufig (1 %)
Myalgie	keine Angabe	häufig (bis 10 %)	häufig (7 %)	häufig (1 %)	häufig (1 %)	gelegent-lich	gelegent-lich
Muskelkrämpfe	gelegentlich	-	selten	häufig (1 %)	gelegentlich	keine Angabe	gelegent-lich
Rhabdomyolyse	-	-	-	keine Angabe	-	-	-
Arthritis	-	-	-	keine Angabe	-	gelegent-lich	häufig
Nackenschmer-zen	-	-	-	-	-	-	-

In der EudraVigilance-Datenbank enthaltene Verdachtsfälle zu unerwünschten Nebenwirkungen betreffen mit einem Anteil von ca. 2,04 %–5,07 % an den gemeldeten Verdachtsfällen aller Systemorganklassen die Systemorganklasse Skelettmuskulatur-, Bindegewebs- und Knochenerkrankungen. Der niedrigste Anteil entfällt mit 2,04 % auf Olmesartan, der höchste auf Eprosartan mit 5,07 % (siehe Tabelle 64, Kapitel 6.1). Der höchste Anteil an Verdachtsfällen für Eprosartan in der EudraVigilance-Datenbank zeigt, dass das Fehlen jedweder Nebenwirkung in dieser Systemorganklasse in der Fachinformation von Eprosartan eine Lücke, aber keine Abwesenheit von derartigen Nebenwirkungen anzeigt. Realistischer sind die Daten des Arzneitelegramms.

5.2.16 Systemorganklasse Gutartige, bösartige und unspezifische Neubildungen (incl. Zysten und Polypen)

Bei der Auswertung der Tabelle Line Listing der EudraVigilance-Datenbank wurden verdächtige Reaktionen in der Systemorganklasse Gutartige, bösartige und unspezifische Neubildungen (incl. Zysten und Polypen) gefunden (siehe Tabelle 42, Spalte 2).

Tabelle 42: Detaillierte Übersicht zu gefundenen verdächtigen Reaktionen in der Systemorganklasse Gutartige, bösartige und unspezifische Neubildungen (incl. Zysten und Polypen) zu dem Wirkstoff Valsartan

Lfd. Nr.	Gemeldete Reaktion Systemorganklasse Gutartige, bösartige und unspezifische Neubildungen (incl. Zysten und Polypen)	Ist diese Reaktion schwerwiegend? [ja/nein]	Wurde nur Valsartan eingenommen? [ja/nein]	Weitere angegebene suspekte/interagierende Arzneistoffe/ Handelspräparate:	Ist die Reaktion in den Fachinfos der suspekten/interagierenden AM aufgeführt? [ja/nein]
1	Diffuses großes B-Zell-Lymphom, unklassifiziert, NOS	ja	nein	-	-
2	Myelodysplastisches Syndrom	ja	ja	-	-
3	Brustkrebs	nein	ja	-	-
4	Gutartiges Angiom	nein	nein	Metformin/Vildagliptin	nein
5	Maligner Hautkrebs, Lymphom	ja	nein	Vildagliptin	nein
8	Wirbel- und Knochenmetastasen	nein	nein	Leuprorelin, Bicalutamid	nein
9	Leukämie	nein	nein	Hydrochlorothiazid	nein

Quelle: Recherche EudraVigilance-Datenbank am 27.02.2018 (Gateway 2017)

Die CHARM-Studie zeigte eine höhere Zahl von tumorassoziierten Todesfällen in der mit Candesartan behandelten Gruppe gegenüber einer Placebogruppe und stieß damit eine Diskussion um ein höheres Krebsrisiko unter Angiotensin-II-Antagonisten an. In einer Metaanalyse zum Auftreten von Tumoren im Zusammenhang mit Angiotensin-II-Antagonisten durch eine US-amerikanische Gruppe wurde festgestellt, dass lediglich das Lungenkrebsrisiko unter Angiotensin-II-Antagonisten gegenüber Placebo erhöht war, alle anderen Inzidenzen für Tumorerkrankungen lagen unter dem Placeboniveau. Es resultiere also lediglich ein geringes, statistisch signifikant erhöhtes Risiko von Krebserkrankungen (72). Der Ausschuss für Arzneimittel (CHMP) der Europäischen Arzneimittelagentur EMA kam nach Auswertung aller zugänglichen Daten späterer Unterlagen aber dann zu dem Ergebnis, dass mit der Therapie mit Angiotensin-II-Antagonisten keine Erhöhung des Risikos für das Auftreten von Krebs verbunden ist (73).

Obwohl in der EudraVigilance-Datenbank zu allen Angiotensin-II-Antagonisten (mit Anteilen zwischen ca. 0,85 %–1,68 % an den gemeldeten Verdachtsfällen aller Systemorganklassen, vergleiche Tabelle 64, Kapitel 6.1). Verdachtsfälle in der Systemorganklasse Gutartige, bösartige und unspezifische Neubildungen (incl. Zysten und Polypen) gemeldet wurden, enthält keine Fachinformation Angaben zu derartigen Nebenwirkungen. In der Datenbank des Arzneitelegramms waren auch keine Angaben zu dieser Stoffklasse unter den Suchbegriffen Neoplasie und Zyste zu finden.

5.2.17 Systemorganklasse Erkrankungen des Nervensystems

Bei der Auswertung der gefundenen Meldungen für Valsartan aus der Tabelle Line Listing der EudraVigilance-Datenbank ergeben sich die verdächtigen Reaktionen Kopfschmerzen, Kopfbeschwerden, Denkstörungen, Kopfdruck, Schlaganfall, Hirninfarkt, Schlafstörungen sowie abnormale Träume (siehe Tabelle 43).

Tabelle 43: Detaillierte Übersicht zu gefundenen verdächtigen Reaktionen in der Systemorganklasse Erkrankungen des Nervensystems zu dem Wirkstoff Valsartan

Lfd. Nr.	Gemeldete Reaktion Systemorganklasse Erkrankungen des Nervensystems	Ist diese Reaktion schwerwiegend? [ja/nein]	Wurde nur Valsartan eingenommen? [ja/nein]	Weitere angegebene suspekte/interagierende Arzneistoffe/ Handelspräparate:	Ist die Reaktion in den Fachinfos der suspekten/interagierenden AM aufgeführt? [ja/nein]
1	Kopfbeschwerden (head discomfort)	nein	nein	Telmisartan, Acetylsalicylsäure, Amlodipin, Candesartan, Cilazapril, Indapamid, Lercanidipin, Metoprolol, Perindopril, Ramipril, Simvastatin	Ja (Kopfschmerzen, z.B. Acetylsalicylsäure, Amlodipin, Candesartan bei Kindern, Cilazapril)
2	Hirninfarkt	ja	nein	Xarelto, Atenolol (beides bei Vorhofflimmern)	nein
3	Kopfschmerzen, Denkstörung	nein	ja	-	-
4	Völlegefühl im Kopf (Druck im Kopf) (Fullness head) (50 Jahre)	nein	ja	-	-
5	Schlaganfall, Schlafstörungen, abnormale Träume	nein	nein	Citalopram	ja (Schlafstörungen, abnormale Träume, Citalopram)

Quelle: Recherche EudraVigilance-Datenbank am 07.02.2018 (Gateway 2018)

Das Symptom Schwindel begleitet gerade bei dem Beginn der Therapie oder bei Dosiserhöhungen häufig die Blutdruckeinstellung. Auffällig, dass in der Fachinformation von Telmisartan (siehe Tabelle 44) weder Schwindel noch Dreh- oder orthostatischer Schwindel unter Punkt 4.8 angegeben sind. Ähnliches gilt für Kopfschmerzen.

Schwindel und auch Synkopen sind deshalb Nebenwirkungen, mit denen bei Anwendung von Antihypertensiva (bei übermäßigem Blutdruckabfall) immer gerechnet werden muss. Deshalb ist nicht nachvollziehbar, dass bei Anwendung von Olmesartan, Irbesartan, Candesartan und Eprosartan keine Synkopen auftreten sollen (siehe Tabelle 44).

Tabelle 44: Übersicht über die in den Fachinformationen bereits enthaltenen Nebenwirkungen in der Systemorganklasse Erkrankungen des Nervensystems

Nebenwirkungen Systemorganklasse Erkrankungen des Nervensystems	Enthalten in der aktuellsten verfügbaren Fachinformation des Wirkstoffes (7), (8), (9), (10), (11), (12), (13)						
	Candesartan	Eprosartan	Irbesartan	Losartan	Telmisartan	Valsartan	Olmesartan
Schwindel/Drehschwindel	häufig	häufig[1]	häufig	häufig	-	häufig	häufig
Kopfschmerzen	häufig	sehr häufig (11 %)[1]	keine Angabe	gelegentlich	-	gelegentlich	häufig
Orthostatischer Schwindel	-	-	häufig[1]	-	-	häufig	-
Somnolenz	-	-	-	gelegentlich	selten	-	-
Schlafstörungen	-	-	-	gelegentlich	-	-	-
Parästhesien	-	-	-	gelegentlich	-	-	-
Migräne	-	-	-	gelegentlich	-	-	-
Synkope (siehe Herzerkrankungen)	-	-	-	selten	gelegentlich	gelegentlich	-

[1] Inzidenz laut Fachinformation Eprosartan nicht höher als Placebo

Die Angaben des Arzneitelegramms in Tabelle 45 scheinen die Realität besser widerzuspiegeln. Hier werden Schwindel, Kopfschmerzen und auch Schlaganfälle für alle betrachteten Angiotensin-II-Antagonisten beschrieben. Auch unter Telmisartan werden beispielsweise in 4 % aller Fälle Schwindel und Kopfschmerzen beschrieben. Kopfschmerzen werden in den Fachinformationen von „keine Angabe" (Irbesartan) bis „sehr häufig (11 %)" (Eprosartan) angegeben, damit verwandte Beschwerden im Kopfbereich eher nicht. Schwindel ist eine Nebenwirkung, die in dieser Datenbank bei allen betrachteten Wirkstoffen häufig auftritt. Die Inzidenz, mit der Kopfschmerzen bei diesen Wirkstoffen vorkommen, bewegt sich zwischen „gelegentlich" (Valsartan) bis „sehr häufig (bis 14 %)" (Eprosartan, Losartan). Erstaunlich ist, dass auch in dieser Datenbank Synkopen nicht von allen Angiotensin-II-Antagonisten berichtet werden (siehe Tabelle 45).

Tabelle 45: Übersicht über die in der Datenbank des Arzneitelegramms enthaltenen Häufigkeiten an Nebenwirkungen der Angiotensin-II-Antagonisten, Einstoffpräparate, in der Systemorganklasse Erkrankungen des Nervensystems

Nebenwirkungs-begriff	Häufigkeiten von Nebenwirkungen in der Arzneimitteldatenbank des Arzneitelegramms (Abfrage am 01.03.2018)						
	Candesartan	Eprosartan	Irbesartan	Losartan	Telmisartan	Valsartan	Olmesartan
Schwindel	häufig (4 %, bei Kindern sehr häufig)	häufig (4 %)	häufig	häufig (4 %)	häufig (4 %)	häufig (4 %)	häufig (3 %)
Kopfschmerzen	häufig (10 %, bei Kindern sehr häufig)	sehr häufig (bis 14 %)	sehr häufig (12 %)	häufig[1] (bis 14 %)	häufig[1] (10 %)	gelegentlich	häufig
Somnolenz	-	-	-	gelegentlich	selten	-	-
Schlafstörungen	-	häufig (3 %)	-	häufig (1,5 %)	gelegentlich	häufig (2 %)	gelegentlich
Parästhesien	-	-	-	selten	-	-	-
Migräne	-	-	-	keine Angabe	-	-	-
Synkope	-	-	-	gelegentlich	gelegentlich	gelegentlich	-
Schlaganfall	selten[2]	selten[2]	selten[2]	selten	selten[2]	selten[2]	selten[2]

1 nicht nachvollziehbar, wieso das Arzneitelegramm nur „häufig" einstuft, obwohl 10 bzw. 14 % Betroffene

2 durch übermäßigen Blutdruckabfall

In der EudraVigilance-Datenbank enthaltene Verdachtsfälle zu Nebenwirkungen betreffen mit einem Anteil von ca. 5,75 %–11,63 % an den gemeldeten Verdachtsfällen aller Systemorganklassen die Systemorganklasse Erkrankungen des Nervensystems. Der niedrigste Anteil entfällt mit 5,75 % auf Olmesartan, der höchste auf Eprosartan mit 11,63 % (siehe Tabelle 64, Kapitel 6.1).

5.2.18 Systemorganklasse Schwangerschaft, Wochenbett und perinatale Erkrankungen

Zu dieser Systemorganklasse wurden die verdächtigen Reaktionen in Tabelle 46, Spalte 2, bei der Auswertung der gefundenen Verdachtsfälle für Valsartan aus der Tabelle Line Listing der EudraVigilance-Datenbank gefunden.

Tabelle 46: Detaillierte Übersicht zu gefundenen verdächtigen Reaktionen in der Systemorganklasse Schwangerschaft, Wochenbett und perinatale Erkrankungen zu dem Wirkstoff Valsartan

Lfd. Nr.	Gemeldete Reaktion Systemorganklasse Schwangerschaft, Wochenbett und perinatale Erkrankungen	Ist diese Reaktion schwerwiegend? [ja/nein]	Wurde nur Valsartan eingenommen? [ja/nein]	Weitere angegebene suspekte/ interagierende Arzneistoffe/ Handelspräparate:	Ist die Reaktion in den Fachinfos der suspekten/interagierenden AM aufgeführt? [ja/nein]
1	Frühgeburt, vorzeitiges Platzen der Fruchtblase, Fehlen von Fruchtwasser (Anhydramnion), Lebendgeburt, Kaiserschnitt (Valsartan 239 Tage, ca. 8 Monate 80 mg täglich genommen) Off-Label-Use	nein	nein	Sotalol (239 Tage, ca. 8 Monate)	Nein (embryotox.de)
2	Frühgeburt, vorzeitiges Platzen der Fruchtblase, Fehlen von Fruchtwasser (Anhydramnion) (Valsartan 7 Tage, 80 mg täglich, eingenommen)	nein	nein	Sotalol (7 Tage)	Nein (embryotox.de)
3	Fehlen von Fruchtwasser (Anhydramnion) (Valsartan 5 Tage, 160 mg täglich, eingenommen)	nein	nein	-	-
4	Niedriges Geburtsgewicht, erhöhte Reninaktivität im Blut, erhöhte Aldosteronkonzentration im Plasma, Retardation des Fötuswachstums in utero (transplacental 160 mg Valsartan genommen, Dauer unbekannt)	nein	nein	Amlodipin, Carvedilol, Nifedipin, synthetisches Oxytocin	Verringertes Geburtsgewicht (Carvedilol)
5	Fehlen von Fruchtwasser (Anhydramnion)	ja	nein	Amlodipin, Carvedilol, Furosemid, Nifedipin, synthetisches Oxytocin	nein
6	Vorzeitige Geburt, 169 Tage Arzneimittelexposition während der Schwangerschaft, Placentale Insuffizienz, Lebendgeburt	ja	nein	Levocetirizin, Nebivolol, Fluvastatin, Paracetamol, Salbutamol/Budesonid, Formoterol (inhalativ)	nein
7	Frühzeitige Wehen	nein	nein	Irbesartan, Telmisartan, Candesartan, Losartan	nein

Quelle: Recherche EudraVigilance-Datenbank am 07.02.2018 (Gateway 2017)

Im Kapitel 5.2.3 wurde schon berichtet, dass in den Fachinformationen aller analysierten Angiotensin-II-Antagonisten der vorgeschriebene Mustertext in den Abschnitten 4.6 Schwangerschaft und Stillzeit und 5.3 Präklinische Daten zur Sicherheit enthalten ist. Auf einige verdächtige Reaktionen in dieser

Systemorganklasse wurde so in diesen Abschnitten allgemein eingegangen. Weitere (wirkstoffbezogene) Details werden aber nicht genannt, so dass der Heilberufler in der spezialisierten Datenbank embryotox.de nachsehen muss. Eine Systemorganklasse Schwangerschaft, Wochenbett und perinatale Erkrankungen unter Punkt 4.8 der Fachinformation würde der Kontraindikation noch mehr Gewicht geben. Mögliche Verdachtsfälle an Nebenwirkungen, die aus Off-Label-Use Anwendungen von Angiotensin-II-Antagonisten im zweiten und dritten Trimester resultieren, gehören ebenfalls unter den Begriff Nebenwirkungen.

In der EudraVigilance-Datenbank enthaltene Verdachtsfälle zu Nebenwirkungen betreffen mit einem Anteil von ca. 0,21 %–1,17 % an den gemeldeten Verdachtsfällen aller Systemorganklassen die Systemorganklasse Schwangerschaft, Wochenbett und perinatale Erkrankungen. Der niedrigste Anteil entfällt mit 0,21 % auf Olmesartan, der höchste auf Candesartan mit 1,17 % (siehe Tabelle 64, Kapitel 6.1).

5.2.19 Systemorganklasse Psychiatrische Erkrankungen

Bei der Auswertung der gefundenen Verdachtsfälle für Valsartan aus der Tabelle Line Listing der EudraVigilance-Datenbank ergeben sich die in Tabelle 47, Spalte 2, dargestellten verdächtigen Reaktionen wie „Depression, Angst“ und „Schlafstörung“.

Tabelle 47: Detaillierte Übersicht zu gefundenen verdächtigen Reaktionen in der Systemorganklasse Psychiatrische Erkrankungen zu dem Wirkstoff Valsartan

Lfd. Nr.	Gemeldete Reaktion Systemorganklasse Psychiatrische Erkrankungen	Ist diese Reaktion schwerwiegend? [ja/nein]	Wurde nur Valsartan eingenommen? [ja/nein]	Weitere angegebene suspekte/interagierende Arzneistoffe/ Handelspräparate:	Ist die Reaktion in den Fachinfos der suspekten/interagierenden AM aufgeführt? [ja/nein]
1	Depression, Angst	nein	ja	-	-
2	Schlafstörung	nein	ja	-	-

Quelle: Recherche EudraVigilance-Datenbank am 08.02.2018 (Gateway 2018)

Nicht nur in der Fachinformation von Valsartan, sondern auch in denen von Olmesartan, Candesartan, Eprosartan und Irbesartan finden sich keine Angaben zu verdächtigen Reaktionen in der Systemorganklasse psychiatrische Erkrankungen (vergleiche Tabelle 48). Depressionen, Schlaflosigkeit und Angstzustände sind in der Bevölkerung weit verbreitet. Es verwundert, dass dazu keine Angaben in den Fachinformationen verzeichnet sind (ausgenommen Losartan und Telmisartan).

Tabelle 48: Übersicht über die in den Fachinformationen bereits enthaltenen Nebenwirkungen in der Systemorganklasse Psychiatrische Erkrankungen

Nebenwirkungen Systemorganklasse Psychiatrische Erkrankungen	Enthaltene Angaben in der aktuellsten verfügbaren Fachinformation des Wirkstoffes (7), (8), (9), (10), (11), (12), (13)						
	Candesartan	Eprosartan	Irbesartan	Losartan	Telmisartan	Valsartan	Olmesartan
Depression	-	-	-	keine Angabe	gelegentlich	-	-
Schlaflosigkeit	-	-	-	-	gelegentlich	-	-
Angstzustände	-	-	-	-	selten	-	-

Die Daten des Arzneitelegramms weisen durch Einbeziehung weiterer Datenquellen die Depression als mögliche Nebenwirkung für alle betrachteten Wirkstoffe aus. Die Häufigkeit wird mit „keine Angabe" bis „häufig (1 %)" eingestuft. Ebenso weist Eprosartan die verdächtige Reaktion Angst mit „häufig (3 %)", Irbesartan mit „häufig (1 %)", Telmisartan mit „selten" und Losartan mit „keine Angabe" aus (siehe Tabelle 49).

Tabelle 49: Übersicht über die in der Datenbank des Arzneitelegramms enthaltenen Häufigkeiten an Nebenwirkungen der Angiotensin-II-Antagonisten, Einstoffpräparate, in der Systemorganklasse Psychiatrische Erkrankungen

Nebenwirkungsbegriff	Häufigkeiten von Nebenwirkungen in der Arzneimitteldatenbank des Arzneitelegramms (Abfrage am 01.03.2018)						
	Candesartan	Eprosartan	Irbesartan	Losartan	Telmisartan	Valsartan	Olmesartan
Depression	gelegentlich	häufig (1 %)	keine Angabe	gelegentlich	gelegentlich	gelegentlich	keine Angabe
Angst	-	häufig (3 %)	häufig (1 %)	keine Angabe	selten	-	-

(Häufigkeitsangaben zu Schlafstörungen siehe Kapitel 5.2.17 Erkrankungen des Nervensystems)

In der EudraVigilance-Datenbank enthaltene Verdachtsfälle zu Nebenwirkungen betreffen mit einem Anteil von ca. 2,53 %–4,23 % an den gemeldeten Verdachtsfällen aller Systemorganklassen die Systemorganklasse Psychiatrische Erkrankungen. Der niedrigste Anteil entfällt mit 2,53 % auf Olmesartan, der höchste auf Eprosartan mit 4,23 % (siehe Tabelle 64, Kapitel 6.1). Obwohl zu allen Angiotensin-II-Antagonisten Verdachtsfälle in der Systemorganklasse psychiatrische Nebenwirkungen gemeldet wurden, enthalten lediglich die Fachinformationen von Losartan und Telmisartan Angaben zu Nebenwirkungen dieser Systemorganklasse.

5.2.20 Systemorganklasse Nieren- und Harnwegserkrankungen

Bei der Auswertung der gefundenen Verdachtsfälle für Valsartan aus der Tabelle Line Listing der EudraVigilance-Datenbank ergibt sich als gefundene verdächtige Reaktion Nierenversagen (siehe Tabelle 50).

Tabelle 50: Detaillierte Übersicht zu gefundenen verdächtigen Reaktionen in der Systemorganklasse Nieren- und Harnwegserkrankungen zu dem Wirkstoff Valsartan

Lfd. Nr.	Gemeldete Reaktion Systemorganklasse Nieren- und Harnwegserkrankungen	Ist diese Reaktion schwerwiegend? [ja/nein]	Wurde nur Valsartan eingenommen? [ja/nein]	Weitere angegebene suspekte/interagierende Arzneistoffe/ Handelspräparate:	Ist die Reaktion in den Fachinfos der suspekten/interagierenden AM aufgeführt? [ja/nein]
1	Nierenversagen	ja	nein	Tramadolhydrochlorid	nein

Quelle: Recherche EudraVigilance-Datenbank am 05.02.2018 (Gateway 2018)

In der Fachinformation von Valsartan sind nur recht spärlich Nebenwirkungsangaben zu dieser Systemorganklasse zu finden. Lediglich Niereninsuffizienz wird ohne Häufigkeitseinstufung angegeben. In der EudraVigilance-Datenbank (Gateway 2018) war aber selbst bei den Verdachtsmeldungen, die im Januar 2018 eingingen, bereits ein Fall von Nierenversagen bei Gabe von Valsartan beschrieben. Akutes Nierenversagen wird in den Fachinformationen von Candesartan mit der Häufigkeit „sehr selten" und in der von Olmesartan mit „selten" ausgewiesen.

Die anderen Fachinformationen geben sowohl im Abschnitt 4.4 als auch 4.8 Einschränkungen der Nierenfunktion an, die ein Nierenversagen bei prädisponierten Patienten einschließen können.

Harnwegsinfektionen, die in der Bevölkerung häufig sind, werden für die Wirkstoffe Candesartan, Eprosartan, Irbesartan, Telmisartan und Valsartan nicht angegeben.

An vorhandenen Meldungen in der EudraVigilance-Datenbank mangelt es aber nicht. In der EudraVigilance-Datenbank enthaltene Verdachtsfälle zu Nebenwirkungen betreffen mit einem Anteil von ca. 4,79 %–9,68 % an den gemeldeten Verdachtsfällen der Systemorganklassen die Systemorganklasse Erkrankungen der Nieren- und Harnwege. Der niedrigste Anteil entfällt mit 4,79 % auf Valsartan, der höchste auf Olmesartan mit 9,68 % (siehe Tabelle 64, Kapitel 6.1).

Tabelle 51: Übersicht über die in den Fachinformationen bereits enthaltenen Nebenwirkungen in der Systemorganklasse Nieren- und Harnwegserkrankungen

Nebenwirkungen Systemorganklasse Nieren- und Harnwegserkrankungen	Enthaltene Angaben in der aktuellsten verfügbaren Fachinformation des Wirkstoffes (7), (8), (9), (10), (11), (12), (13)						
	Candesartan	Eprosartan	Irbesartan	Losartan	Telmisartan	Valsartan	Olmesartan
Einschränkung der Nierenfunktion, einschließlich Nierenversagen bei anfälligen Patienten (siehe Abschnitt 4.4/4.8)	sehr selten[2]	keine Angabe	keine Angabe	häufig[2]	gelegentlich	keine Angabe	-
Harnwegsinfektionen	-	-	-	keine Angabe	-	-	häufig
Erhöhung des Serumkreatinins	-	-	häufig[1]	-	-	keine Angabe	-
Erhöhte CK-Werte	-	-	häufig[1]	-	-	-	-
Hämaturie	-	-	-	-	-	-	häufig
Akutes Nierenversagen	sehr selten[2]	-	-	-	-	-	selten
Niereninsuffizienz	-	-	-	-	-	-	selten

[1] Anstieg Serumkreatinin bei 6,5 % der Kinder und erhöhte CK-Werte bei 2 % der Kinder

[2] aber häufig bei Patienten, die im Anwendungsgebiet Herzinsuffizienz behandelt werden

Akutes Nierenversagen wird in den Daten des Arzneitelegramms unter Anwendung aller betrachteten Wirkstoffe angegeben, ebenso wie Niereninsuffizienz. Harnwegsinfektionen sind unter Losartan sogar sehr häufig, unter Eprosartan, Irbesartan und Olmesartan häufig, unter Telmisartan gelegentlich. Lediglich für Valsartan und Candesartan werden sie nicht beschrieben (siehe Tabelle 52). Vermutlich finden sich aber auch für Candesartan und Valsartan noch entsprechende Meldungen in der EudraVigilance-Datenbank. Ob und wieviel verdächtige Reaktionen gefunden werden, hängt auch von der Auswahl des Untersuchungszeitraumes ab.

Tabelle 52: Übersicht über die in der Datenbank des Arzneitelegramms enthaltenen Häufigkeiten an Nebenwirkungen der Angiotensin-II-Antagonisten, Einstoffpräparate, in der Systemorganklasse Nieren- und Harnwegserkrankungen

Nebenwirkungsbegriff	Häufigkeiten von Nebenwirkungen in der Arzneimitteldatenbank des Arzneitelegramms (Abfrage am 01.03.2018)						
	Candesartan	Eprosartan	Irbesartan	Losartan	Telmisartan	Valsartan	Olmesartan
Harnwegsinfektionen	-	häufig (1,5 %)	häufig (1 %)	sehr häufig	gelegentlich	-	häufig
Serumkreatininanstieg	selten	-	gelegentlich[1]	häufig	gelegentlich	häufig (1–4 %)	selten
CK-Erhöhung	selten	selten	häufig (2 %)	-	häufig	-	häufig
Hämaturie	-	-	-	-	-	-	häufig
Akutes Nierenversagen	selten	selten	selten	selten	gelegentlich	gelegentlich	selten
Niereninsuffizienz	häufig	keine Angabe	selten	häufig	gelegentlich	gelegentlich	selten

1 bei Kindern häufig (7 %)

Unter Einbeziehung weiterer Datenquellen lassen sich die Art und Häufigkeit von Angaben zu möglichen Nebenwirkungen in den Fachinformationen präzisieren. Die Aussagekraft der Fachinformationen würde sich verbessern.

5.2.21 Systemorganklasse Erkrankungen der Geschlechtsorgane und der Brustdrüse

Bei der Auswertung der gefundenen Verdachtsfälle für Valsartan aus der Tabelle Line Listing der EudraVigilance-Datenbank ergaben sich als verdächtige Reaktionen die Angaben in Tabelle 53, Spalte 2.

Tabelle 53: Detaillierte Übersicht zu gefundenen verdächtigen Reaktionen in der Systemorganklasse Erkrankungen der Geschlechtsorgane und der Brustdrüse zu dem Wirkstoff Valsartan

Lfd. Nr.	Gemeldete Reaktion Systemorganklasse Erkrankungen der Geschlechtsorgane und der Brustdrüse	Ist diese Reaktion schwerwiegend? [ja/nein]	Wurde nur Valsartan eingenommen? [ja/nein]	Weitere angegebene suspekte/ interagierende Arzneistoffe/ Handelspräparate:	Ist die Reaktion in den Fachinfos der suspekten/ interagierenden AM aufgeführt? [ja/nein]
1	Brustabszess/-mastitis (Breast mass)	ja	ja	-	-
2	Prostatahyperplasie	ja	nein	Furosemid, Amlodipin, Bisoprolol	nein
3	Erektile Dysfunktion	nein	nein	-	-
4	Prostatahyperplasie	ja	nein	-	-
5	Erektile Dysfunktion	nein	nein	Hydrochlorothiazid, Nebivolol	Ja (Impotenz, Nebivolol; Potenzstörungen HCT)
6	Erhöhtes PSA, Brustvergrößerung, Hodenatrophie	nein	nein	Leuprorelin, Bicalutamid	ja
7	Gynäkomastie	nein	nein	Indapamid	nein

Quelle: Recherche EudraVigilance-Datenbank am 07.02.2018 (Gateway 2018)

In der Fachinformation von Valsartan erfolgen zu dieser Systemorganklasse keine Angaben. Da einige Antihypertensiva bekannterweise als Nebenwirkung „sexuelle Dysfunktion/Impotenz" aufweisen, ist dieser Sachverhalt für den Heilberufler nicht uninteressant. Die Fachinformation von Irbesartan weist mit gelegentlicher Häufigkeit sexuelle Dysfunktionen aus. Schön ist, dass hier eine Häufigkeitseinstufung vorhanden ist, die die Inzidenz zu anderen antihypertensiven Arzneistoffklassen deutlich werden lässt. Die Fachinformation von Losartan gibt bei erektiler Dysfunktion/Impotenz leider keine Inzidenz an. In den Fachinformationen der anderen Angiotensin-II-Antagonisten findet sich dazu überhaupt keine Angabe.

Bei dem Fall mit der Gynäkomastie wurde keine gleichzeitige Medikation mit Spironolacton im Erfassungsformular aufgeführt, was als mögliche Ursache besonders nahegelegen hätte. Brustschmerzen können viele Ursachen haben und sollen nicht weiter ausgeführt werden.

Tabelle 54: Übersicht über die in den Fachinformationen bereits enthaltenen Nebenwirkungen in der Systemorganklasse Erkrankungen der Geschlechtsorgane und der Brustdrüse

Nebenwirkungen Systemorganklasse Erkrankungen der Geschlechtsorgane und der Brustdrüse	Enthaltene Angaben in der aktuellsten verfügbaren Fachinformation des Wirkstoffes (7), (8), (9), (10), (11), (12), (13)						
	Candesartan	Eprosartan	Irbesartan	Losartan	Telmisartan	Valsartan	Olmesartan
Sexuelle Dysfunktion	-	-	gelegentlich	-	-	-	-
Erektile Dysfunktion/ Impotenz	-	-	-	keine Angabe	-	-	-
Brustschmerzen (unter Allgemeine Erkrankungen und Beschwerden am Verabreichungsort)	-	-	-	-	gelegentlich	-	-

Selbst unter Einbeziehung weiterer Datenquellen, wie es zum Beispiel in der Datenbank des Arzneitelegramms der Fall ist, kann lediglich noch der Wirkstoff Valsartan (ohne Häufigkeitsangabe) ergänzt werden.

Tabelle 55: Übersicht über die in der Datenbank des Arzneitelegramms enthaltenen Häufigkeiten an Nebenwirkungen der Angiotensin-II-Antagonisten, Einstoffpräparate, in der Systemorganklasse Erkrankungen der Geschlechtsorgane und der Brustdrüse

Nebenwirkungsbegriff	Häufigkeiten von Nebenwirkungen in der Arzneimitteldatenbank des Arzneitelegramms (Abfrage am 01.03.2018)						
	Candesartan	Eprosartan	Irbesartan	Losartan	Telmisartan	Valsartan	Olmesartan
Erektile Dysfunktion/Impotenz	-	-	gelegentlich	keine Angabe	-	keine Angabe	-
Brustabszess	-	-	-	-	-	-	-
Mastitis	-	-	-	-	-	-	-
Prostatahyperplasie	-	-	-	-	-	-	-
Gynäkomastie	-	-	-	-	-	-	-
PSA Erhöhung	-	-	-	-	-	-	-

In der EudraVigilance-Datenbank enthaltene Verdachtsfälle zu unerwünschten Nebenwirkungen betreffen mit einem Anteil von ca. 0,27 %–0,85 % an den gemeldeten Verdachtsfällen aller Systemorganklassen die Systemorganklasse Erkrankungen der Geschlechtsorgane und der Brustdrüse. Für alle betrachteten Wirkstoffe liegen Meldungen vor. Der niedrigste Anteil entfällt mit 0,27 % auf Olmesartan, der höchste auf Eprosartan mit 0,85 % (siehe Tabelle 64, Kapitel 6.1). Die Einbeziehung einer Recherche in der EudraVigilance-Datenbank ist auch in dieser Systemklasse lohnend.

5.2.22 Systemorganklasse Erkrankungen der Atemwege, des Brustraums und des Mediastinums

Eine Auswertung der gefundenen Verdachtsfälle für Valsartan aus der Tabelle Line Listing der EudraVigilance-Datenbank ergibt als verdächtige Reaktionen „(Blut)bläschen im Mund- und Rachenbereich", eine „Aspirationspneumonie", „Dyspnoe" und ein „verschlimmertes Asthma".

Tabelle 56: Detaillierte Übersicht zu gefundenen verdächtigen Reaktionen in der Systemorganklasse Atemwege, Brustraum, Mediastinum zu dem Wirkstoff Valsartan

Lfd. Nr.	Gemeldete Reaktion Systemorganklasse Erkrankungen der Atemwege, des Brustraums und des Mediastinums	Ist diese Reaktion schwerwiegend? [ja/nein]	Wurde nur Valsartan eingenommen? [ja/nein]	Weitere angegebene suspekte/ interagierende Arzneistoffe/ Handelspräparate:	Ist die Reaktion in den Fachinfos der suspekten/interagierenden AM aufgeführt? [ja/nein]
1	(Blut)bläschen im Rachen, auf der Zunge, im Mund	nein	nein	nein	-
2	Aspirationspneumonie	ja	ja	-	-
3	Dyspnoe	nein	ja	-	-
4	Verschlimmertes Asthma	nein	ja	-	-

Quelle: Recherche EudraVigilance-Datenbank am 05.02.2018 (Gateway 2018)

Dyspnoe wird in den Fachinformationen von Losartan und Telmisartan angegeben (siehe Tabelle 57). Eine Aspirationspneumonie – wie für Valsartan in der EudraVigilance-Datenbank gefunden – kann allerdings lebensbedrohlich sein. Eine Recherche für den Wirkstoff Candesartan zu einem Verdachtsfall mit einer Aspirationspneumonie ergab im Jahr 2018 in der EudraVigilance-Datenbank keine Meldung, aber eine Meldung (mit tödlichem Ausgang) im Jahr 2017. Für Eprosartan, Irbesartan, Losartan, Telmisartan und Olmesartan wurden weder in 2018 noch in 2017 Verdachtsfälle gefunden.

Die Fachinformationen weisen mit Ausnahme von Eprosartan für alle Angiotensin-II-Antagonisten als Nebenwirkung Husten aus, mit unterschiedlicher Häufigkeit, Bronchitis und Pharyngitis nur für Olmesartan, nur für Telmisartan eine interstitielle Lungenerkrankung (Mechanismus unbekannt).

Tabelle 57: Übersicht über die in den Fachinformationen bereits enthaltenen Nebenwirkungen in der Systemorganklasse Erkrankungen der Atemwege, des Brustraums und des Mediastinums

Nebenwirkungen Systemorganklasse Erkrankungen der Atemwege, des Brustraums und des Mediastinums	Enthaltene Angaben in der aktuellsten verfügbaren Fachinformation des Wirkstoffes (7), (8), (9), (10), (11), (12), (13)						
	Candesartan	Eprosartan	Irbesartan	Losartan	Telmisartan	Valsartan	Olmesartan
Husten	sehr selten[1]	-	gelegentlich	gelegentlich[3]	gelegentlich	gelegentlich	häufig
Rhinitis	-	häufig	-	-	-	-	häufig
Dyspnoe	-	-	-	gelegentlich[2]	gelegentlich	-	-
Interstitielle Lungenerkrankung	-	-	-	-	sehr selten	-	-
Bronchitis	-	-	-	-	-	-	häufig
Pharyngitis	-	-	-	-	-	-	häufig

1 aber bei Kindern sehr häufig

2 bei Patienten mit chronischer Herzinsuffizienz

3 bei Patienten mit chronischer Herzinsuffizienz, sonst keine Angabe

Unter Einbeziehung weiterer Datenquellen (siehe Tabelle 58) kann festgestellt werden, dass Husten bei allen betrachteten Wirkstoffen mindestens häufig auftritt, bei Eprosartan sogar sehr häufig. Ebenso tritt Rhinitis und Pharyngitis bei Patienten unter Behandlung mit allen Wirkstoffen auf. Das Auftreten der interstitiellen Lungerkrankung bleibt auf Telmisartan beschränkt. Für zwei Wirkstoffe wird nicht die Nebenwirkung Dyspnoe ausgewiesen (Irbesartan und Olmesartan).

Das Auftreten von Aspirationspneumonien kann nur anhand der Recherche der EudraVigilance-Datenbank erkannt werden. Diese verdächtige Reaktion wird auch in den Daten des Arzneitelegramms nicht beschrieben.

Tabelle 58: Übersicht über die in der Datenbank des Arzneitelegramms enthaltenen Häufigkeiten an Nebenwirkungen der Angiotensin-II-Antagonisten, Einstoffpräparate, in der Systemorganklasse Erkrankungen der Atemwege, des Brustraums und des Mediastinums

Nebenwirkungsbegriff	Häufigkeiten von Nebenwirkungen in der Arzneimitteldatenbank des Arzneitelegramms (Abfrage am 01.03.2018)						
	Candesartan	Eprosartan	Irbesartan	Losartan	Telmisartan	Valsartan	Olmesartan
Husten	häufig[1]	sehr häufig (bis 13 %)	häufig (3 %)	häufig (3 %)	häufig (1 %)	häufig (2 %)	häufig
Rhinitis	häufig (2 %)	sehr häufig (bis 11 %)	häufig	häufig	häufig	häufig (2 %)	häufig
Dyspnoe	keine Angabe	häufig (bis 5 %)	-	häufig[2]	gelegentlich	keine Angabe	-
Interstitielle Lungenerkrankung	-	-	-	-	selten	-	-
Bronchitis	häufig (bis 4 %)	häufig (bis 2 %)	-	keine Angabe	häufig	-	häufig (2 %)
Pharyngitis	häufig (2 %)	sehr häufig (bis 13 %)	häufig	häufig	häufig (1 %)	häufig (1 %)	häufig
Aspirationspneumonie	-	-	-	-	-	-	-

1 bei Kindern sehr häufig

2 gelegentlich Belastungsdyspnoe

In der EudraVigilance-Datenbank enthaltene Verdachtsfälle zu Nebenwirkungen betreffen mit einem Anteil von ca. 1,97 %–7,19 % an den gemeldeten Verdachtsfällen aller Systemorganklassen die Systemorganklasse Erkrankungen der Atemwege, des Brustraums und des Mediastinums. Der höchste Anteil an Meldungen entfällt auf Eprosartan mit 7,19 %, der niedrigste mit 1,97 % auf Olmesartan (siehe Tabelle 64, Kapitel 6.1).

5.2.23 Systemorganklasse Erkrankungen der Haut und des Unterhautzellgewebes

Eine detaillierte Analyse der gemeldeten Verdachtsfälle in der EudraVigilance-Datenbank nur für den Wirkstoff Valsartan am 08.02.2018 (Gateway 2018) ergibt, dass zusätzlich zu den in der Fachinformation enthaltenen Nebenwirkungen keine weitere verdächtige Reaktionen gelistet werden. Ein gemeldeter Verdachtsfall mit einem aufgetretenen Gesichtsödem ist nach Auffassung der Autorin unter Angioödeme einzuordnen.

In der Tabelle 59 fällt auf, dass die Fachinformation von Irbesartan nur eine leukozytoklastische Vaskulitis erwähnt, jedoch in der Systemorganklasse Haut weder Ausschlag, noch Urtikaria, noch ein Angioödem angegeben wird.

Die Häufigkeit der Verdachtsfälle an Nebenwirkungen in der Systemorganklasse Erkrankungen der Haut und des Unterhautzellgewebes für Irbesartan (höchste Zahl der Meldungen unter den betrachteten Angiotensin-II-Antagonisten mit 8,49 % in der EudraVigilance-Datenbank, siehe Tabelle 64, Kapitel 6.1) steht im Gegensatz zu der Angabe einer Nebenwirkung mit unbekannter Häufigkeit, der leukozytoklastischen Vaskulitis (10).

Die anderen Angiotensin-II-Antagonisten beschreiben als mögliche Nebenwirkungen Angioödeme (außer Losartan), Hautausschlag (außer Eprosartan) und Urtikaria (außer Eprosartan).

Tabelle 59: Übersicht über die in den Fachinformationen bereits enthaltenen Nebenwirkungen in der Systemorganklasse Erkrankungen der Haut und des Unterhautzellgewebes

Nebenwirkungen Systemorganklasse Erkrankungen der Haut und des Unterhautzellgewebes	Enthaltene Angaben in der aktuellsten verfügbaren Fachinformation des Wirkstoffes (7), (8), (9), (10), (11), (12), (13)						
	Candesartan	Eprosartan	Irbesartan	Losartan	Telmisartan	Valsartan	Olmesartan
Angioödem/ Angioneurotisches Ödem	sehr selten	gelegentlich[1]	-	-	selten	gelegentlich	selten
Hautausschlag	sehr selten	-	-	gelegentlich[3]	gelegentlich	keine Angabe	gelegentlich
Urtikaria	sehr selten	-	-	gelegentlich[2]	selten	-	gelegentlich
Pruritus	sehr selten	-	-	gelegentlich[2]	gelegentlich	keine Angabe	gelegentlich
Allergische Hautreaktionen (z. B. Rash, Pruritus)	-	häufig	-	-	-	-	-
Leukozytoklastische Vaskulitis	-	-	keine Angabe	-	-	-	-
Fotosensibilität	-	-	-	keine Angabe	-	-	-
Hyperhidrose	-	-	-	-	gelegentlich	-	-
Ekzem	-	-	-	-	selten	-	-
Toxisches Exanthem (Überempfindlichkeitsreaktion)	-	-	-	-	selten	-	-
Arzneimittelexanthem	-	-	-	-	selten	-	-
Erythem	-	-	-	-	selten	-	-
Bullöse Dermatitis	-	-	-	-	-	keine Angabe	-
Exanthem	-	-	-	-	-	-	gelegentlich
Allergische Dermatitis	-	-	-	-	-	-	gelegentlich

1 Inzidenz nicht höher als unter Placebo.

2 bei Patienten mit chronischer Herzinsuffizienz, sonst keine Angabe

3 bei Patienten mit Hypertonie, chronischer Herzinsuffizienz, sonst keine Angabe

Es gibt viele Parallelen zum Kapitel 5.2.10 Erkrankungen des Immunsystems, da es sich hauptsächlich um allergische Reaktionen handelt. Angioödeme treten bei allen betrachteten Angiotensin-II-Antagonisten auf. Mit Ausnahme von Valsartan und Eprosartan, bei denen die Häufigkeit mit „gelegentlich" in der Fachinformation eingestuft ist, handelt es sich um sehr seltene bis seltene Ereignisse.

Die Angaben in der Datenbank des Arzneitelegramms (siehe Tabelle 60) bieten einen wesentlich besseren Überblick als die Fachinformationen, die unterschiedliche Begriffe für die allergischen Reaktionen verwenden und dadurch wieder ein Vergleich der Häufigkeiten zwischen den Fachinformationen erschwert ist. Unter Einbeziehung weiterer Datenquellen durch Recherchen des Arzneitelegramms zeigt sich, dass Angioödeme, Urtikaria, Pruritus, allergische Hautreaktionen und Hyperhidrose unter Anwendung aller betrachteten Wirkstoffe auftreten können. Vaskulitiden traten auch unter Irbesartan und Losartan auf, sind aber nicht näher bezeichnet. Die Photosensibilisierung unter Losartan ist auffällig. Der Fallbericht sollte dahingehend analysiert werden, welcher Umstand ursächlich verantwortlich sein könnte.

Tabelle 60: Übersicht über die in der Datenbank des Arzneitelegramms enthaltenen Häufigkeiten an Nebenwirkungen der Angiotensin-II-Antagonisten, Einstoffpräparate, in der Systemorganklasse Erkrankungen der Haut und des Unterhautzellgewebes

Nebenwirkungsbegriff	Häufigkeiten von Nebenwirkungen in der Arzneimitteldatenbank des Arzneitelegramms (Abfrage am 01.03.2018)						
	Candesartan	Eprosartan	Irbesartan	Losartan	Telmisartan	Valsartan	Olmesartan
Angioödem/ Angioneurotisches Ödem	selten	selten	selten	selten	selten[1]	gelegentlich	selten
Urtikaria	selten	selten	keine Angabe	gelegentlich	keine Angabe	keine Angabe	gelegentlich
Pruritus	gelegentlich	selten	keine Angabe	gelegentlich	gelegentlich	selten	gelegentlich
Allergische Hautreaktionen (z. B. Rash, Pruritus)	keine Angabe	selten	keine Angabe	keine Angabe	keine Angabe	keine Angabe	gelegentlich
Vaskulitis	-	-	selten[2]	selten	-	selten	-
Fotosensibilisierung	-	-	-	keine Angabe	-	-	-
Hyperhidrosis	keine Angabe	keine Angabe	keine Angabe	keine Angabe	gelegentlich	keine Angabe	keine Angabe
Ekzem	-	-	-	-	-	-	-
Erythem	-	-	-	gelegentlich	selten	-	-
Bullöse Dermatitis	keine Angabe	selten	-	-	-	keine Angabe	-
Exanthem	-	-	-	-	-	-	-

1 auch tödliches

2 allergische

In der EudraVigilance-Datenbank betreffen Verdachtsfälle zu Nebenwirkungen mit einem Anteil von ca. 2,38 %–8,49 % an den gemeldeten Verdachtsfällen aller Systemorganklassen die Systemorganklasse Erkrankungen der Haut und des Unterhautzellgewebes. Der niedrigste Anteil entfällt mit 2,38 % auf Olmesartan, der höchste auf Irbesartan mit 8,49 % (siehe Tabelle 64, Kapitel 6.1). Die Fachinformationen sollten ihre möglichen Nebenwirkungen in dieser Hinsicht ergänzen.

5.2.24 **Systemorganklasse Gefäßerkrankungen**

Bei der Auswertung der gefundenen Verdachtsfälle für Valsartan aus der Tabelle Line Listing der EudraVigilance-Datenbank resultieren für die Systemorganklasse Gefäßerkrankungen folgende verdächtige Reaktionen „Ödeme, verschlimmerter Bluthochdruck", „kalte Füße", „Angioödem, geschwollene Beine, Varikosis".

Tabelle 61: Detaillierte Übersicht zu gefundenen verdächtigen Reaktionen in der Systemorganklasse Gefäßerkrankungen zu dem Wirkstoff Valsartan

Lfd. Nr.	Gemeldete Reaktion Systemorganklasse Gefäßerkrankungen	Ist diese Reaktion schwerwiegend? [ja/nein]	Wurde nur Valsartan eingenommen? [ja/nein]	Weitere angegebene suspekte/ interagierende Arzneistoffe/ Handelspräparate:	Ist die Reaktion in den Fachinfos der suspekten/ interagierenden AM aufgeführt? [ja/nein]
1	Ödeme, verschlimmerter Bluthochdruck (Rechallenge/Reaction recurred: yes)	nein	ja	-	-
2	Kalte Füße	nein	nein	-	-
3	Angioödem, geschwollene Beine, Varikosis	nein	nein	HCT	nein

Quelle: Recherche EudraVigilance-Datenbank am 05.02.2018 (Gateway 2018)

Ödeme sind bei Bluthochdruckpatienten nicht selten. Interessant ist an der Meldung 1 in Tabelle 61, dass kein weiterer Arzneistoff eingenommen wurde, der das Ödem noch hätte verursachen können. Denkbar wäre in diesem Fall aber eine erforderliche Kombinationstherapie mit einem Diuretikum wegen der Grunderkrankung.

Angioödeme wurde bereits ausführlich in anderen Kapiteln beschrieben. Zur Hypotonie wurden ebenfalls bereits in anderen Kapiteln ausgeführt. In Tabelle 62 ist noch auffallend, dass für Irbesartan nur orthostatische Hypotonien beschrieben sind.

Tabelle 62: Übersicht über die in den Fachinformationen bereits enthaltenen Nebenwirkungen in der Systemorganklasse Gefäßerkrankungen

Nebenwirkungen Systemorganklasse	Enthaltene Angaben in der aktuellsten verfügbaren Fachinformation des Wirkstoffes (7), (8), (9), (10), (11), (12), (13)						
Gefäßerkrankungen	Candesartan	Eprosartan	Irbesartan	Losartan	Telmisartan	Valsartan	Olmesartan
Hypotonie	häufig	gelegentlich	-	gelegentlich bis häufig[2]	gelegentlich	häufig	selten
Orthostatische Hypotonie	-	-	häufig[1]	gelegentlich bis häufig[2]	gelegentlich	häufig	-
Hitzegefühl	-	-	gelegentlich	-	-	-	-
symptomatische Hypotonie (besonders bei Patienten mit intravasalem Flüssigkeitsverlust, z. B. Patienten mit schwerer Herzinsuffizienz oder unter Behandlung mit hochdosierten Diuretika), dosisabhängige orthostatische Effekte, Hautausschlag	-	-	-	gelegentlich bis häufig	-	-	-
Vaskulitis	-	-	-	-	-	keine Angabe	-

1 Unerwünschte Reaktionen, die zusätzlich bei > 2 % der diabetischen, hypertensiven Patienten mit chronischer Niereninsuffizienz und offenkundiger Proteinurie und häufiger als in der Placebo-Gruppe auftraten.

2 gelegentlich bei Hypertonie, häufig bei chronischer Herzinsuffizienz sowie bei Hypertonie und Typ-2-Diabetes mellitus mit renaler Beteiligung

Die Daten des Arzneitelegramms weisen den Begriff Hypotonie ohne weitere Spezifikation aus, so dass sich hier Irbesartan gemeinsam mit den anderen Angiotensin-II-Antagonisten als möglicher Auslöser für Hypotonien präsentiert.

Tabelle 63: Übersicht über die in der Datenbank des Arzneitelegramms enthaltenen Häufigkeiten an Nebenwirkungen der Angiotensin-II-Antagonisten, Einstoffpräparate, in der Systemorganklasse Gefäßerkrankungen

Nebenwirkungsbegriff	Häufigkeiten von Nebenwirkungen in der Arzneimitteldatenbank des Arzneitelegramms (Abfrage am 01.03.2018)						
	Candesartan	Eprosartan	Irbesartan	Losartan	Telmisartan	Valsartan	Olmesartan
Hypotonie	häufig[1]	keine Angabe[2]	keine Angabe[2]	häufig	gelegentlich[2]	häufig[3]	keine Angabe[2]
Hitzegefühl	-	-	gelegentlich	-	-	-	-

1 häufig bei der Indikation Herzinsuffizienz

2 unter Narkose und bei chirurgischen Eingriffen evtl. so stark, dass i. v. Gabe von Flüssigkeiten und/oder Vasopressoren erforderlich werden

3 symptomatische (bis 7 %)

In der EudraVigilance-Datenbank enthaltene Verdachtsfälle zu Nebenwirkungen betreffen mit einem Anteil von ca. 3,99 %–8,32 % an den gemeldeten Verdachtsfällen aller Systemorganklassen die Systemorganklasse Gefäßerkrankungen. Der höchste Anteil an Meldungen entfällt auf Valsartan mit 8,32 %, der niedrigste mit 3,99 % auf Olmesartan (siehe Tabelle 64, Kapitel 6.1).

6 Diskussion der Ergebnisse

6.1 Übersicht über die prozentuale Verteilung der in der EudraVigilance-Datenbank gemeldeten Verdachtsfälle an Nebenwirkungen pro Systemorganklasse und betrachteten Wirkstoff

In Tabelle 64 wird die Anzahl der Verdachtsmeldungen pro Systemorganklasse und Wirkstoff im Vergleich zwischen den einzelnen Angiotensin-II-Antagonisten dargestellt. Die Gesamtzahl der Verdachtsmeldungen ist um ein Vielfaches höher als die kumulativ gemeldete Zahl der verdächtigen Nebenwirkungsfälle pro Wirkstoff, weil in einer Meldung oft mehrere Systemorganklassen betroffen sein können.

Tabelle 64: Zusammenfassende Übersicht über die prozentuale Verteilung der in der EudraVigilance-Datenbank gemeldeten Verdachtsfälle an Nebenwirkungen pro Systemorganklasse und betrachteten Wirkstoff

Selected Reaction Group/ Systemorganklasse gemäß MedDRA	Anteil der individuellen Fälle je Systemorganklasse an der Summe für alle Systemorganklassen [%]						
	Candesartan	Eprosartan	Irbesartan	Losartan	Telmisartan	Valsartan	Olmesartan
Erkrankungen des Blutes und des Lymphsystems	2,22	1,06	2,21	2,24	1,95	1,87	1,72
Herzerkrankungen	5,27	7,19	5,12	5,32	5,39	5,17	1,94
Kongenitale, familiäre und genetische Erkrankungen	0,65	0,85	0,28	0,38	0,17	0,36	0,24
Erkrankungen des Ohrs und des Labyrinths	0,76	0,85	1,10	0,81	1,23	0,87	0,32
Endokrine Erkrankungen	0,38	-	0,37	0,39	0,41	0,45	0,21
Augenerkrankungen	1,62	1,06	1,74	1,64	1,69	1,91	0,68
Erkrankungen des Gastrointestinaltrakts	6,09	9,73	6,57	6,54	7,02	5,71	28,35
Allgemeine Erkrankungen und Beschwerden am Verabreichungsort	10,59	11,21	10,41	11,13	10,57	11,87	6,02
Leber- und Gallenerkrankungen	2,65	0,85	2,64	2,49	3,13	1,70	3,01
Erkrankungen des Immunsystems	0,72	0,63	1,00	1,16	1,03	0,91	0,41
Infektionen und parasitäre Erkrankungen	2,22	2,54	1,69	2,46	3,09	2,87	4,99

Verletzung, Vergiftung und durch Eingriffe bedingte Komplikationen	5,01	2,54	3,75	4,80	3,71	4,76	3,31
Untersuchungen	8,31	6,55	7,12	7,69	8,37	12,25	10,36
Stoffwechsel- und Ernährungsstörungen	6,30	4,23	7,41	5,71	5,35	4,79	4,83
Skelettmuskulatur-, Bindegewebs- und Knochenerkrankungen	4,91	5,07	4,65	4,26	4,69	4,12	2,04
Gutartige, bösartige und unspezifische Neubildungen (incl. Zysten und Polypen)	0,93	0,85	1,02	0,88	1,68	1,50	1,27
Erkrankungen des Nervensystems	8,62	11,63	8,87	9,04	10,33	9,37	5,75
Schwangerschaft, Wochenbett und perinatale Erkrankungen	1,17	0,85	0,31	0,59	0,38	0,63	0,21
Produktprobleme	0,84	-	1,09	0,79	0,81	0,31	0,10
Psychiatrische Erkrankungen	2,99	4,23	2,57	3,86	2,98	3,18	2,53
Erkrankungen der Nieren und Harnwege	6,98	5,29	8,18	6,11	5,19	4,79	9,68
Erkrankungen der Geschlechtsorgane und der Brustdrüse	0,47	0,85	0,68	0,48	0,52	0,51	0,27
Erkrankungen der Atemwege, des Brustraums und des Mediastinums	5,76	7,19	4,53	5,66	5,81	5,18	1,97
Erkrankungen der Haut und des Unterhautzellgewebes	7,15	7,19	8,49	8,00	7,71	5,45	2,38
Soziale Umstände	0,18	0,21	0,27	0,19	0,10	0,19	0,20
Chirurgische und medizin. Eingriffe	0,35	0,42	0,55	0,74	0,47	0,95	3,23
Gefäßerkrankungen	6,85	6,98	7,37	6,65	6,21	8,32	3,99
Summe:	100	100	100	100	100	100	100

Quelle: Recherche EudraVigilance-Datenbank am 14.02.2018

In den einzelnen Kapiteln zu den Systemorganklassen wird fast immer die Spannweite der prozentualen Anteile an Verdachtsfällen einer Systemorganklasse an allen Systemorganklassen dargestellt. Diese Information soll aussagen, dass in jeder Systemorganklasse für jeden der betrachteten Wirkstoffe Verdachtsfälle vorliegen. Es ist nicht nachvollziehbar, dass einige Fachinformationen keine möglichen Nebenwirkungen zu verschiedenen Systemorganklassen aufzeigen. Mit Ausnahme der Systemorganklasse Erkrankungen des Gastrointestinaltraktes liefert die prozentuale Verteilung der Anteile der Verdachtsfälle innerhalb einer Systemorganklasse für die einzelnen Wirkstoffe zunächst keine großen Abweichungen.

6.2 Hinweis für ein Signal für gastrointestinale Nebenwirkungen des Wirkstoffes Olmesartan

In der aktuellen Fachinformation von Olmesartan (13) werden unter den Nebenwirkungen bei Erkrankungen des Gastrointestinaltraktes Abdominalschmerzen, Diarrhö, Dyspepsie, Gastroenteritis und Übelkeit mit „häufiger“ Inzidenz angegeben, Erbrechen „gelegentlich“ und eine „Sprue-ähnliche Enteropathie „sehr selten“. Die Datenbank des Arzneimitteltelegramms gibt die Häufigkeit von Enteropathien unter Olmesartan mit „selten“ an (siehe auch Kapitel 5.1).

Über „Sprue-ähnliche Enteropathien“ unter Olmesartan berichtete die US-amerikanische Arzneimittelbehörde 2013. Die Symptome der Enteropathie umfassten schwere, chronische Durchfälle mit einem zum Teil erheblichem Gewichtsverlust, die Anlass zu stationären Behandlungen waren. In den Fällen, die auf die Gabe von Olmesartan zurückgeführt werden konnten, bildete sich die Symptomatik nach Absetzen zurück. In zehn Fällen wurde der kausale Zusammenhang durch eine Reexposition bestätigt. Die Sprue-ähnliche Enteropathie wurde als Nebenwirkung in die amerikanischen Produktinformationen von olmesartanhaltigen Arzneimitteln aufgenommen. Berichte über eine derartige Enteropathie im Zusammenhang mit anderen Angiotensin-II-Antagonisten lagen nicht vor. Der AkdÄ lagen bisher keine Fallberichte mit der oben geschilderten Symptomatik aus Deutschland vor (74).

Die Meldung der US-amerikanischen Arzneimittelbehörde war Anlass für die Gesundheitsberufe, besonders auf Enteropathien unter Sartanen zu achten. Die Erkenntnis dieses Zusammenhangs war vor Veröffentlichung vor allem wegen der späten Manifestation erschwert (75). Die Veröffentlichungen von Sprue-ähnlichen Enteropathien betreffend die Wirkstoffe Eprosartan, Losartan und Telmisartan stammen aus den Jahren 2014 und 2015 (28), (29) (30), (31). Die weiteren gehäuften Nebenwirkungsmeldungen zu Sprue-ähnlichen Enteropathien von Olmesartan datieren ebenfalls aus den Folgejahren (2014–2016 ff.).

In der Literatur gibt es Beispiele, wie Berichtshäufigkeiten zu Wirkstoffen der gleichen Gruppe genutzt wurden um qualitative Unterschiede im Spektrum der Nebenwirkungen einer Arzneistoffklasse zu finden. So wurde bei Levofloxacin entdeckt, dass für diesen Wirkstoff im Vergleich zu den anderen Fluorchinolonen deutlich häufiger Nebenwirkungen gemeldet wurden, die das Muskel- und Skelettsystem betreffen. Berichte von Tendopathien fielen auf (76).

Tabelle 65: Meldungen in der deutschen UAW-Datenbank von BfArM und AkdÄ (77)

Wirkstoff	Zahl der UAW-Meldungen	Prozentualer Anteil „Muskel- und Skelettsystem"[1]
Fluorchinolone (alle)	3.632	14,6
Norfloxacin	198	11,1
Ofloxacin	1.107	12,9
Ciprofloxacin	872	10,2
Moxifloxacin	433	6,72
Levofloxacin	460	40,92

1 Angabe, wieviel Prozent der spontan eingegangenen Meldungen sich auf das „Muskel- und Skelettsystem" beziehen

2 Die Kohortenstudie (1) und die Recherche in der UAW-Datenbank (BfArM und AkdÄ) ergeben Ähnliches: Levofloxacin wird als Ursache von UAW am „Muskel- und Skelettsystem" offenbar gegenüber den Fluorochinolonen allgemein und den älteren Fluorochinolonen im Besonderen sehr viel häufiger benannt. Moxifloxacin scheint nach derzeitigem Meldungs- und Kenntnisstand diesbezüglich weniger risikobehaftet zu sein.

Auf diese Weise konnte die Fachöffentlichkeit informiert und die Nebenwirkung in die Fachinformation aufgenommen werden. Bei dem Wirkstoff Olmesartan besteht der Verdacht, dass es sich ebenfalls um eine solche „Auffälligkeit" hinsichtlich der Sprue-ähnlichen Enteropathie handelt.

Ein weiteres wichtiges Ergebnis der Arbeit ist die Erkenntnis, dass Sprue-ähnliche Enteropathien auch bei anderen Angiotensin-II-Antagonisten vorkommen (siehe Tabelle 72), allerdings signifikant weniger als bei Olmesartan.

Tabelle 66: Inzidenz und Häufigkeitseinstufung Sprue-ähnlicher Enteropathien bei 7 Angiotensin-II-Antagonisten

Verdächtige Reaktion	Wirkstoff	Häufigkeitseinstufung		Anzahl gemeldeter Verdachtsfälle (EudraVigilance)	
		Fachinformation	Arzneitelegramm	2017	2018
Sprue-ähnliche Enteropathie	Candesartan	-	-	0	1
	Eprosartan	-	-	0	0
	Irbesartan	-	-	0	0
	Telmisartan	-	-	2	0
	Losartan	-	-	0	0
	Valsartan	-	-	1	1
	Olmesartan	sehr selten	selten	208	1.489

Quelle: Recherche EudraVigilance-Datenbank am 10.03.2018

6.3 Zusammenfassende Übersicht über verdächtige Reaktionen für den Wirkstoff Valsartan im Ergebnis der Recherche in der EudraVigilance-Datenbank nach Methodik 3.2.2 für alle Systemorganklassen

Exemplarisch wird für den Wirkstoff Valsartan gezeigt, dass mit Ausnahme weniger Systemorganklassen in der EudraVigilance-Datenbank Verdachtsfälle aufgeführt sind, die in der aktuellen Fachinformation so nicht beschrieben sind und auch nicht in den Fachinformationen der im Erfassungsformular weiteren verdächtigen/interagierenden Arzneimittel enthalten sind. Wichtig ist, dass nur Verdachtsfälle betrachtet wurden, bei denen der Einsatz von Valsartan in der Indikation Hypertonie ersichtlich war. Die Erfassungszeiträume erstrecken sich auf das Jahr 2017 (Gateway 2017) oder das Jahr 2018 bis zum Recherchezeitpunkt (Gateway 2018). In Anbetracht dieser Einschränkungen ist erstaunlich, welche Funde möglich waren (siehe Übersichtstabelle I in der Anlage). Es soll dazu angeregt werden, für weitere Arzneistoffe und Arzneiklassen zu recherchieren.

6.4 Ursachen möglicher Fehlinterpretationen am Beispiel Husteninzidenz Eprosartan

Exemplarisch soll am Beispiel der Husteninzidenz von Eprosartan gezeigt werden, welche Fehlinterpretationen bei der Recherche zu Nebenwirkungen aus Daten verschiedener Quellen möglich sind. Die Husteninzidenz wurde als Beispiel gewählt, weil die Angiotensin-II-Antagonisten gern wegen des im Vergleich zu ACE-Hemmern in geringerer Häufigkeit auftretenden Hustens eingesetzt werden.

Fachinformation Eprosartan (9): In der Fachinformation von Eprosartan wird Husten als Nebenwirkung nicht angegeben. Darüber hinaus wird in der Fachinformation eine Studie beschrieben, die speziell zu dem Zweck entworfen wurde, die Hustenhäufigkeit bei Patienten unter Eprosartan und einem ACE-Hemmer zu vergleichen. Dabei trat trockener Dauerhusten bei den mit Eprosartan behandelten Patienten signifikant ($p < 0{,}05$) seltener auf (1,5 %) als bei den mit einem ACE-Hemmer behandelten Patienten (5,4 %).

In einer weiteren Studie, in der die Hustenhäufigkeit bei Patienten, bei denen vorher unter ACE-Hemmern Husten auftrat, untersucht wurde, lag die Häufigkeit persistierenden trockenen Hustens unter Eprosartan bei 2,6 %, unter Placebo bei 2,7 % und unter einem ACE-Hemmer bei 25,0 % ($p < 0,01$, Eprosartan vs. ACE-Hemmer) (9).

Es wird nicht erläutert, um welchen ACE-Hemmer es sich handelte. Die Datenbank des Arzneitelegramms weist für ACE-Hemmer eine durchschnittliche Husteninzidenz von ca. 10 % aus. Lediglich Enalapril und Ramipril (12 %) werden mit der Einstufung „sehr häufig" angegeben (49). Die Studienqualität bleibt unerklärt. Es klingt gut, ist aber nicht verwertbar.

<u>EudraVigilance-Datenbank</u>: Der Anteil der Verdachtsfälle für Nebenwirkungen in der EudraVigilance-Datenbank für Eprosartan in der Systemorganklasse Erkrankungen der Atemwege, des Brustraums und des Mediastinums ist unter den betrachteten Angiotensin-II-Antagonisten mit einem Anteil von 7,19 % an den gesamten gemeldeten Fällen in allen Systemorganklassen am höchsten (vergleiche Tabelle 64 im Kapitel 6.1). Ein Blick in die EudraVigilance-Datenbank zeigt, dass die gemeldeten Verdachtsfälle in dieser Systemorganklasse hauptsächlich aus den Altersgruppen 18–85 Jahre stammen, also ist es auch nicht die Altersgruppe der Kinder, die das Ergebnis beeinflusst. Möglich ist ein Zusammenhang mit der im Kapitel 5.2.17 Systemorganklasse Erkrankungen des Nervensystems beschriebenen höheren Häufigkeit an Kopfschmerzen, die bei Eprosartan in der Fachinformation mit „häufig" und 8 % angegeben wird. Dabei ist zu beachten, dass es sich um einen prozentualen Anteil handelt. Die absolute Anzahl an Nebenwirkungsmeldungen für Eprosartan ist mit 0,6 % aller Verdachtsmeldungen für alle Angiotensin-II-Antagonisten sehr gering (vergleiche Tabelle 3). Das heißt, dass auch eine Recherche der absoluten Anzahl an Nebenwirkungen für den Suchbegriff Husten (cough) nur sehr wenige bis gar keine Ergebnisse bringt, je nach Länge des Suchzeitraumes. Das darf aber nicht dazu führen anzunehmen, Eprosartan sei verträglicher als andere Wirkstoffe. Es ist nur nicht bekannt oder wird wenig gemeldet.

<u>Datenbank des Arzneitelegramms</u>: Husten ist unter Eprosartan laut Datenbank des Arzneitelegramms eine sehr häufige Nebenwirkung (13 %) und hebt sich sogar deutlich von den anderen Angiotensin-II-Antagonisten ab. Die Quellen des Arzneitelegramms sind deutsche und US-amerikanische Produktinformationen, Metaanalysen und Studien.

<u>Literaturrecherche</u>: Es gibt wenig Veröffentlichungen, keine in den gefundenen Literaturstellen thematisiert die Husteninzidenz.

Eine Zusammenfassung liefert Tabelle 67. Die Häufigkeit der Husteninzidenz wird laut den Daten des Arzneitelegramms höher eingestuft als in den Fachinformationen.

Eine Ursache ist sicher die Struktur der eingeschlossen Patientenkollektive (in einer Zulassungsstudie selektierter als in einer Anwendungsbeobachtung). Die absolute Anzahl an Verdachtsfällen aus der EudraVigilance-Datenbank hilft hier nicht weiter. Die prozentuale Verteilung ergibt ein realistischeres Bild.

Tabelle 67: Inzidenz der Nebenwirkung Husten für Eprosartan aus verschiedenen Quellen

Verdächtige Reaktion	Wirkstoff	Häufigkeitseinstufung		Anzahl gemeldeter Verdachtsfälle (EudraVigilance) (Gateway 2018)	Anzahl gemeldeter Verdachtsfälle (EudraVigilance) [%]
		Fachinformation	Arzneitelegramm		
Husten	Candesartan	sehr selten	häufig (bis 3 %, bei Kindern sehr häufig)	7	5,76
	Eprosartan	-	sehr häufig (bis 13 %)	0	7,19
	Irbesartan	gelegentlich	häufig (bis 3%)	2	4,53
	Telmisartan	gelegentlich	häufig (1%)	7	5,81
	Losartan	gelegentlich[1]	häufig (3%)	8	5,66
	Valsartan	gelegentlich	häufig (2 %)	12	5,18
	Olmesartan	häufig	häufig	9	1,97

[1] bei chronischer Herzinsuffizienz, sonst keine Angabe

Es wird gefolgert, dass zu dieser Nebenwirkung noch weitere Recherchen, eventuell auch Studien, nötig sind, bevor verlässliche Aussagen getroffen werden können.

7 Schlussfolgerungen

Insgesamt ist festzustellen, dass mit Hilfe der Auswertung der EudraVigilance-Datenbank anhand des Beispieles Valsartan Verdachtsfälle von Nebenwirkungen in den meisten Systemorganklassen gefunden werden, die in der Fachinformation nicht angeführt sind. Diese Verdachtsfälle können nach gezielten Abfragen der EudraVigilance-Datenbank bzw. Recherche der Datenbank des Arzneitelegramms auch andere Angiotensin-II-Antagonisten dieser Arzneistoffklasse betreffen. Recherchebedarf zur Aktualisierung ihrer Fachinformationen wird sowohl für die Hersteller der valsartanhaltigen Arzneimittel als auch für die betreffenden Zulassungsinhaber der anderen betrachteten Angiotensin-II-Antagonisten gesehen.

Eine wichtige Erkenntnis ist die Tatsache, dass die Recherche in der EudraVigilance-Datenbank tagaktuelle Recherchen ermöglicht, die im Zusammenhang mit den Fachinformationen und Datenbanken wichtige Entscheidungshilfen für den Einsatz von Angiotensin-II-Antagonisten bieten können. Dabei sind Recherchen beispielsweise zu Systemorganklassen, verdächtigen Reaktionen, Altersgruppen, Reportergruppen möglich. Bei den gefundenen Verdachtsfällen an Nebenwirkungen aus der EudraVigilance-Datenbank ist zu beachten, dass sowohl die Art als auch die Häufigkeit einer Nebenwirkung wesentlich unter anderem durch die Grunderkrankung und die Komedikation mitbestimmt werden können.

Anhand eines Vergleichs der gesamten Verdachtsmeldungen an Nebenwirkungen pro Wirkstoff und Systemorganklasse ließ sich für den Angiotensin-II-Antagonisten Olmesartan festellen, dass ein Hinweis für ein mögliches Signal für die Ursache einer Sprue-ähnlichen Enteropathie vorliegen könnte. Da die Angiotensin-II-Antagonisten ähnliche Wirksamkeitsprofile aufweisen, sollten aus diesem Grund andere Angiotensin-II-Antagonisten vorgezogen werden. In Frankreich wird Olmesartan deshalb auch nicht mehr verwendet.

Weiter wird an dem Beispiel des Angiotensin-II-Antagonisten Eprosartan festgestellt, dass eine spärliche Angabe von Nebenwirkungen insgesamt nicht bedeutet, dass dieser Wirkstoff besser verträglich sein muss. Beispielhaft sei die im Vergleich zu den anderen Angiotensin-II-Antagonisten erhöhte Inzidenz von Husten (laut Angaben der Datenbank des Arzneitelegramm bis 13 %, Einstufung: „sehr häufig") genannt, die höher ist als die durchschnittlichen Inzidenz von 10 % bei der Arzneistoffklasse der ACE-Hemmer. Dabei werden Angiotensin-II-Antagonisten häufig wegen ihrer geringeren Inzidenz von Husten bevorzugt im Vergleich zu ACE-Hemmern eingesetzt.

Tabellenverzeichnis

Abbildungsverzeichnis

Literaturverzeichnis

(1) Deutsche Hochdruckliga hält an moderaten Zielwerten fest, Pressemeldung vom 12.09.2017, Deutsche Hochdruckliga e. V., DHL®Deutsche Gesellschaft für Hypertonie und Prävention, https://www.hochdruck liga.de/pressemeldung/items/deutsche-hochdruckliga-haelt-an-mo deraten-zielwerten-fest.html

(2) PD Dr. med. Hannelore Neuhauser, Deutschland: Bluthochdruck nach wie vor häufig, Druckpunkt – Zeitschrift für Prävention und Behandlung des Bluthochdrucks und seiner Folgen, Ausgabe 01/2011

(3) ESC Pocket Guidelines/Leitlinien für das Management der arteriellen Hypertonie, Deutsche Gesellschaft für Kardiologie- Herz- und Kreislaufforschung e. V., Deutsche Hochdruckliga e. V. DHL, Verlag Börm Bruckmeier Verlag GmbH 2013

(4) Hansson, L., Clinical studies with candesartan, Drugs Today 1999, 35(2): 117 ISSN 1699-3993 Copyright 1999 Prous Science CCC: 1699-3993 DOI: 10.1358/dot.1999.35.2.527967

(5) Bulletin zur Arzneimittelsicherheit, Bundesinstitut für Arzneimittel und Medizinprodukte (BfArM, Bonn) und Paul-Ehrlich-Institut (PEI, Langen, (http://www.bfarm.de/DE/Arzneimittel/Pharmakovigilanz/Bul letin/_node.html und www.pei.de/bulletin-sicherheit), Ausgabe 1, März 2010,

(6) W. Lütkehermölle, N. Paeschke (BfArM), Einführung in die Grundlagen der Pharmakovigilanz (Teil I) – Verdachtsfälle von unerwünschten Arzneimittelwirkungen, Bulletin zur Arzneimittelsicherheit, Ausgabe 1, März 2010

(7) Fachinformation Diovan, Stand August 2016

(8) Fachinformation Atacand® 4 mg, Atacand® 8 mg, Atacand® 16 mg Atacand® PROTECT 32 mg Tabletten, Stand Januar 2018

(9) Fachinformation Eprosartan-ratiopharm® 600 mg Filmtabletten, Stand Oktober 2014

(10) Fachinformation Aprovel® 75 mg/150 mg/300 mg Filmtabletten, Stand Juni 2016

(11) Fachinformation Lorzaar, Stand Februar 2015

(12) Fachinformation Micardis® 40 mg Tabletten, Stand September 2014

(13) Fachinformation Vocado, Stand Oktober 2016

(14) Webseite des WidO-des wissenschaftlichen Institutes der AOK, http://www.wido.de/pharmaanalyst.html

(15) www.bfarm.de/DE/Arzneimittel/Pharmakovigilanz/RisikenMelden/UawDB/_node.html

(16) www.adrreports.eu

(17) www.adrreports.eu/en/search.html

(18) EudraVigilance – Europäische Datenbank gemeldeter Verdachtsfälle von Arzneimittelnebenwirkungen: Benutzerhandbuch für den Online-Zugriff über das Portal adrreports.eu, Version 2.0 vom 10.03.2017, EMA/754608/2016 Abteilung für Informationsmanagement, http://www.-adrreports.eu/docs/Web%20report%20user%20guide%20DE.pdf

(19) Medizinisches Wörterbuch für Aktivitäten im Rahmen der Arzneimittelzulassung (MedDRA) Leitfaden Version 20.1 September 2017

(20) Persönliche Mitteilung Dr. Becker-Brüser, Redaktion arznei-telegramm, in einer Mail am 01.03.2018

(21) Aly, A.-F., Definitionen zu Pharmakovigilanz und Arzneimitteltherapiesicherheit (AMTS), Arzneiverordnung in der Praxis, Band 42, Heft 3, Juli 2015, AVP Themenheft Arzneimitteltherapiesicherheit

(22) Vortrag Dr. med. Thomas Stammschulte, Fallbeispiele zu Nebenwirkungen und Medikationsfehlern aus dem Spontanmeldesystem, Fortbildungsveranstaltung am 28.01.2017 in Stuttgart

(23) Sonderheft der Arzneimittelkommission der deutschen Ärzteschaft, Pharmakovigilanz, Arzneiverordnung in der Praxis, 1. Auflage 2005

(24) Webseite des BfArM, Pharmakovigilanz, Europäische Datenbank zu Nebenwirkungen, https://www.bfarm.de/DE/Arzneimittel/Pharma kovigilanz/RisikenMelden/UawDB/_node.html

(25) Das Informationssystem der Gesundheitsberichterstattung des Bundes, Statistisches Bundesamt (Die Gesundheitsberichterstattung des Bundes), Wiesbaden 2006, http://www.gbe-bund.de/glossar/DDD_Ta gesdosen.htmlMancia G, Fagard R, Narkiewicz K et al (2013) 2013

(26) Qi-Fang Huang, Yan Li, Ji-Guang Wang, „Overview of clinical use and side effect profile of valsartan in Chinese hypertensive patients", Drug Design, Development and Therapy, 30 Dezember 2013

(27) B. Lebwohl, J.F. Ludvigsson, Editorial: sprue-like enteropathy due to olmesartan and other angiotensin receptor blockers – the plot thickens", Aliment Pharmacol Ther 2014; 40: 1241-1249, 2014 John Wiley & Sons Ltd

(28) Hans Maier, Karlheinz Hehemann, Michael Vieth, Celiac disease-like enteropathy due to antihypertensive therapy with the angiotensin-II receptor type 1 inhibitor eprosartan, ČESKO-SLOVENSKÁ PATOLOGIE 2, 2015

(29) Aurelio Negro; Giovanni Maria Rossi et. al., A Case of Severe Spruelike Enteropathy Associated With Losartan, Journal of Clinical Gastroenterology. 49(9):794, OCT 2015

(30) Cyrany J, Vasatko T, Machac J, Nova M, Szanyi I, Kopacova M. Letter: telmisartan associated enteropathy—is there any class effect? Aliment Pharmacol Ther 2014; 40: 569–70

(31) G. Cammarota, G. Ianiro, S. Bibb#o & A. Gasbarrini, Letter: telmisartan associated enteropathy—is there any class effect? Authors' reply, Aliment Pharmacol Ther 2014; 40: 569-570, 2014 John Wiley & Sons Ltd, doi:10.1111/apt.12870

(32) Hélène Théophile, Xavier-Richard David, Ghada Miremont-Salamé, Françoise Haramburu, Five Cases of sprue-like enteropathy in patients treated by olmesartan, Digestive and Liver disease, May 2014, Volume 46, Issue 5, Pages 465-469

(33) Hartranft ME, Regal RE, „Triple Phase" Budesonide Capsules for the Treatment of Olmesartan-Induced Enteropathy, Ann Pharmacother. 2014 Sep;48(9):1234-1237. Epub 2014 Jun 23

(34) Scialom S,Malamut G,Meresse B,Guegan N,Brousse N,Verkarre V, etal. (2015) Gastrointestinal Disorder Associated with Olmesartan, Mimics Autoimmune Enteropathy. PLoSONE10(6): e0125024.doi:10.1371/journal.pone.0125024

(35) Nassim Hammoudi, Marie Dior, Vincent Giraud & Benoit Coffin, Olmesartan-induced enteropathy associated with cutaneous lesions, Clinical Case Reports 2016; 4(4): 379–382, doi:10.1002/ccr3.531

(36) Abdul Rishi, MBBS; Katherine Garland, MD, Unusual Severe Side Effect of a Commonly Used Drug, The Journal of Clinical Hypertension Vol. 18 | No. 4 | April 2016

(37) G. Laniro, S. Bibbo, M. Montalto, R. Ricci, A. Gasbarrini & G. Cammarota, Systematic review: sprue-like enteropathy associated with olmesartan, Aliment Pharmacol Ther 2014; 40: 16–23, 2014 John Wiley & Sons Ltd doi:10.1111/apt.12780

(38) L. Marthey et. al., Olmesartan-associated enteropathy: results of a national survey, Aliment Pharmacol Ther 2014; 40: 1103–1109, 2014 John Wiley & Sons Ltd 1103 doi:10.1111/apt.12937

(39) No authors listed, Olmesartan: sprue-like enteropathy, Prescrire Int. 2016 May;25(171):130-1, PMID: 27280200

(40) Fiorucci G, Puxeddu E, Colella R, Reboldi GP, Villanacci V, Bassotti G. Severe spruelike enteropathy due to olmesartan. Rev Esp Enferm Dig 2014;106:142-144

(41) Fukushima M, Kitamoto H, Inokuma T, Imai Y, Severe spruelike enteropathy associated with olmesartan observed by double-balloon enteroscopy, Gastrointest Endosc. 2016 Jan;83(1):269-70. doi: 10.1016/j.gie.2015.06.004. Epub 2015 Jul 3

(42) Naresh Bhat et. al., Olmesartan-related sprue-like enteropathy, Indian Journal of Gastroenterology, November 2014, Volume 33, Issue 6, pp 564–567

(43) Halevy D, Teeuwen U, Kohlhof P, A new spruelike disease as a cause of severe diarrhea, Dtsch Med Wochenschr. 2014 Nov;139(45):2290-3. doi: 10.1055/s-0034-1387342. Epub

(44) ANSM: l'ANSM rappelle le risque de survenue d'entéropathie grave chez les patients traités par ces médicaments – Point d'information vom 21.07.2015, http://ansm.sante.fr/S-informer/Points-d-information-Points-d-information/Olmesartan-l-ANSM-rappelle-le-risque-de-survenue-d-enteropathie-grave-chez-les-patients-traites-par-ces-medicaments-Point-d-information

(45) ANSM. HAS: Déremboursement des spécialités à base d'olmésartan dans le traitement de l'hypertension artérielle. Pressemitteilung vom 22. Juni 2016

(46) Dagmar Prasa, Petra Hoffmann-Walbeck, Susanne Barth, Uwe Stedtler et. al., Angiotensin II antagonists – an assessment of their acute toxicity, Clinical Toxicology, Volume 51, 2013 – Issue 5

(47) Wolf G. Müller N.·Hunger-Battefeld W.·Kloos C. Müller U. A., Hemoglobin Concentrations Are Closely Linked to Renal Function in Patients with Type 1 or 2 Diabetes Mellitus, Kidney Blood Press Res 2008;31:313–321 https://doi.org/10.1159/000155230

(48) Susanne Krohs, Georg Hüller, Helmut Hentschel, Klinisch-toxikologische Bewertung einer neuen Arzneistoffklasse, Pharmazeutische Zeitung, Ausgabe 20/2000

(49) Arzneimitteldatenbank des Arzneitelegramms, (nur für Abonnenten zugänglich), https://www.arznei-telegramm.de

(50) Bekanntmachung über die Registrierung und Zulassung von Arzneimitteln vom 30. März 2009, Abwehr von Gefahren durch Arzneimittel, Stufe II, ACE-Hemmer, Angiotensin-II-Antagonisten und Hydrochlorthiazid sowie deren Kombinationsprodukte: Einheitliche Texte zu Kontraindikationen und Hinweisen für die Anwendung in der Schwangerschaft und Stillzeit, Aktenzeichen: 75.02-3822-V 11697-7828/09 Bundesinstitut für Arzneimittel und Medizinprodukte Kurt-Georg-Kiesinger-Allee 3 53113 Bonn

(51) BfArM: Angiotensin-I/II-Antagonisten und deren Kombinationsprodukte: Gegenanzeigen und Hinweise für die Anwendung in Schwangerschaft und Stillzeit. Stufenplanbescheid vom 4. Juli 2013

(52) Christof Schaefer, Angiotensin II-receptor-antagonists: Further evidence of fetotoxicity but not teratogenicity, Birth Defects Research Part A: Clinical and Molecular Teratology, Volume 67, Issue 8. August 2003 Pages 591–594

(53) Schwere Fetopathien durch Einnahme von Sartanen im zweiten und dritten Schwangerschaftsdrittel (Aus Fehlern lernen), Bekanntgabe vom 15.10.2010, Arzneimittelkommission der deutschen Ärzteschaft Herbert-Lewin-Platz 1, 10623 Berlin, https://www.akdae.de/Arznei mittelsicherheit/Bekanntgaben/Archiv/2010/20101015.html

(54) Hünseler C, von Kries R, Roth B., Decrease of the incidence of renin-angiotensin-system inhibitor induced oligohydramnios-sequence in Germany in 2011, Klin Padiatr. 2014 Apr;226(2):59-61. doi: 10.1055/s-0033-1363267. Epub 2014 Mar 14.

(55) Richtlinie 2001/83/EG des Europäischen Parlaments und des Rates vom 6. November 2001 zur Schaffung eines Gemeinschaftskodexes für Humanarzneimittel, konsolidierte Fassung von 2012, http://eur-lex.europa.eu/legal-content/DE/TXT/PDF/?uri=CELEX:02001L0083-20121116

(56) Takashi Yoneda, Yoshiyu Takeda, Mikiya Usukura, Nobushige Oda, Hiroyuki Takata, Yasuhiro Yamamoto, Shigehiro Karashima, Masakaz Yamagishi, Aldosterone Breakthrough During Angiotensin II Receptor Blockade in Hypertensive Patients With Diabetes Mellitus, Am J Hypertens (2007) 20 (12): 1329-1333

(57) Andrew S Bomback & Philip J Klemmer, The incidence and implications of aldosterone breakthrough, Nature Reviews Nephrology 3, 486-492 (September 2007) | doi:10.1038/ncpneph0575

(58) Irons BK, Kumar A., Valsartan-induced angioedema, Ann Pharmacother. 2003 Jul-Aug;37(7-8):1024-7

(59) Hellebrand MC, Kojda G, Hoffmann TK, Bas M, Angioedema due to ACE inhibitors and AT(1) receptor antagonists, Hautarzt. 2006 Sep;57(9):808-10

(60) Warner KK, Visconti JA, Tschampel MM, Angiotensin II receptor blockers in patients with ACE inhibitor-induced angioedema, Ann Pharmacother. 2000 Apr;34(4):526-8

(61) Bret R. Haymore, MD, Jiun Yoon, MD, Cecilla P. Mikita, MD, et. al., Risk of angioedema with angiotensin receptor blockers in patients with prior angioedema associated with angiotensin-converting enzyme inhibitors: a meta-analysis, Annals of Allergy, Asthma & Immunology, November 2008, Volume 101, Issue 5, Pages 495–499

(62) Kalra A, Cooley C, Palaniswamy C, Kalra A, Zanotti-Cavazzoni SL, Valsartan-induced angioedema in a patient on angiotensinconverting enzyme inhibitor for years: case report and literature review, Am J Ther. 2012 Nov;19(6):e189-92. doi: 10.1097/MJT.0b013e3181f28f84

(63) Thet Su Zin Win, Nathorn Chaiyakunapruk, Wimon Suwankesawong, Piyameth Dilokthornsakul and Surakit Nathisuwan, Renin angiotensin system blockers-associated angioedema in the Thai population: analysis from Thai National Pharmacovigilance Database, Asian Pac J Allergy Immunol 2015;33:227-35 DOI 10.12932/AP0556.33.3.2015

(64) Malde B, Regalado J, Greenberger PA, Investigation of angioedema associated with the use of angiotensin-converting enzyme inhibitors and angiotensin receptor blockers, Ann Allergy Asthma Immunol. 2007 Jan; 98(1):57-63

(65) Masakatsu Taki, Hiroki Watanabe, Tatsuhisa Hasegawa, Hitoshi Bamba, Taketoshi Shimada, Yasuo Hisa, Angioedema: 6 years experience with fourteen cases, Auris Naus Larynx, Volume 37, issue 2, April 2010, Pages 199–204

(66) Tojo A, Onozato ML, Fujita T., Repeated subileus due to angioedema during reninangiotensin system blockade, Am J Med Sci. 2006 Jul;332(1):36-8

(67) John McCabe, Chritine Stork, Danielle Mailloux and Mark Su, Penile angioedema associated with the use of angiotensin-converting-enzyme inhibitors and angiotensin II receptor blockers, American Journal of Health-System Pharmacy March 2008, 65 (5) 420-421, Case report

(68) Sandra Dial, Sharon J. Nessim, Abbas Kezouh, Jacques Benisty & Samy Suissa, Antihypertensive agents acting on the renin–angiotensin system and the risk of sepsis, British Journal of Clinical Pharmacology, Published Online 6 May 2014, DOI:10.1111/bcp.12419

(69) The NAVIGATOR Study Group, Effect of Valsartan on the Incidence of Diabetes and Cardiovascular Events, N Engl J Med 2010;362:1477-90

(70) Debbie L. Cohen, MD; Raymond R. Townsend, MD, What Should the Physician Do When Creatinine Increases After Starting an Angiotensin-Converting Enzyme Inhibitor or an Angiotensin Receptor Blocker?, THE JOURNAL OF CLINICAL HYPERTENSION, VOL. 10 NO. 10 OCTOBER 2008, doi: 10.1111/j.1751-7176.2008.00023.x

(71) Yi-sheng Liou, Long-Term Effects of antihypertensive drugs on the risk of new-onset diabetes in elderly taiwanese hypertensives", International Heart Journal, Volume 49 (2008) Issue 2

(72) Arzneimittelkommission der deutschen Ärzteschaft, AT1-Antagonisten (Sartane) und Krebsrisiko, Berlin, 20.08.2010

(73) S. Chatterje, C. Behles, Krebsrisiko und kardiovaskuläre Mortalität durch Sartane? Aktueller Stand der Diskussion, Bulletin zur Arzneimittelsicherheit, Ausgabe 4, Dezember 2011

(74) Sprue-ähnliche Enteropathie unter Olmesartan (UAW-News International), Deutsches Ärzteblatt, Jg. 110, Heft 35-36, 02.09.2013

(75) Wirkstoffdatenbank Arzneitelegramm, Wirkstoff Olmesartan, letzte Änderung. 05.08.2016 (Abfrage am 28.02.2018)

(76) AVP-Sonderheft der Arzneimittelkommission der deutschen Ärzteschaft, Pharmakovigilanz, 1. Auflage 2005

(77) Fluorochinolone: Entzündungen und Rupturen der Achillessehne, https://www.akdae.de/Arzneimitteltherapie/AVP/Ausgaben/Langfassungen/Fluorchinolone.pdf

Anlage

Tabelle I: Zusammenfassende Übersicht über verdächtige Reaktionen für den Wirkstoff Valsartan im Ergebnis der Recherche in der EudraVigilance-Datenbank nach Methodik 3.2.2 für alle Systemorganklassen

Systemorganklasse	**Recherchierte verdächtige Reaktion**
Blut- und Lymphsystem	• Lymphozyteninfiltration NOS • Lymphadenopathie • Agranulozytose
Herzerkrankungen	• Palpitationen • schneller oder harter Herzschlag (heart throbbing)
Kongenitale, familiäre und genetische Erkrankungen	• Lungenhypoplasie, Verordnungsfehler, neonatales Lungenversagen (transplacental) • Akute interstitielle Nephritis, Nephrotoxizität, akutes Nierenversagen, Tubuläre Nekrose, Fanconi-Syndrome • 12-jähriges Kind mit Nephronophthisis, erhöhte Kreatininwerte, Hämoglobin erniedrigt, Bicarbonat im Blut erniedrigt, niedriger Calciumwert • Schädelfehlbidung, neonatale Niereninsuffizienz, anlagebedingte Fehlentwicklung der Niere (transplacental) • Hypertrophe Kardiomyopathie (erbliche Erkrankung, 1:500), Natrium, Kalium, Chlorid erniedrigt • Anhaltende pulmonale Hypertonie bei Neugeborenen, Bronchopulmonale Dysplasie, ACE-Hemmer-Fetopathie, Lungenhypoplasie • intrauterine Wachstumsverzögerung, Ductus arteriosus ist offen, neonatale Hyperbilirubinämie, Foramen ovale offen, Metabolische Alkalose, Frühgeburt mit 26–32 Wochen, Schwierigkeiten nach der Geburt zu atmen, neonatale Infektion, angeborene Hernie der Bauchorgane, Thrombozytopenie, Niereninsuffizienz, Neonatale Hypoglykämie, Hypokaliämie, Anämie, Bronchopulmonale Dysplasie (transplacental) Drugs exposure in utero (168 Tage) • Nierenfunktionsstörung, Hyperbilirubinämie, Nierenvergrößerung, zystische Nierenerkrankung, Gelbsucht, erhöhte Kreatininwerte, Atemnotattacke, Hypoglykämie, Nierenversagen, Verschlechterung metabolischer Acidose • Akutes Nierenversagen, akute interstitielle Nephritis, Fanconi-Syndrom (Fall ähnlich wie laufende Nummer 2), • Teilweise oder vollständige Vergrößerung der Zunge
Ohr- und Labyrintherkrankungen	• keine
Endokrine Erkrankungen	• Schilddrüsenüber- und -unterfunktion • Aldosteronismus/Hyperaldosteronismus • Schilddrüsenzyste

Augenerkrankungen	• Diplopia (Doppelsehen, Doppelbilder) (Rechallenge/Reaction recurred-yes) • Geschwollenes Auge
Erkrankungen des Gastrointestinaltraktes	• Magenschmerz, Sodbrennen • Verschlimmerung gastrointestinaler Störung • Gastrointestinale Störung
Allgemeine Erkrankungen und Beschwerden am Verabreichungsort	• Mangelnde Wirkung des Arzneimittels (5-mal) • Arzneimittelunverträglichkeit (4-mal) • Flüssigkeitsretention
Leber- und Galleerkrankungen	• keine
Erkrankungen des Immunsystems	• Anaphylaktische Reaktion (geschwollen: Arm, Zunge, Augen), enge Kehle, Ausschlag • Typ-I-Hypersensitivitätsreaktion: Ödem Mund, Rötung und Schwellung der Zunge • Allergie • Allergische Reaktion, Schwierigkeiten beim Atmen, Erstickungsgefühl, Rachenödem, geschwollene Zunge • Anaphylaktische Reaktion: Angioödem, Ödem des Augenlides, Schwindel, Ausschlag, Hautverfärbung, Urtikaria, allergische Hautreaktion, verschlimmerter Kopfschmerz, erhöhter Blutdruck • Allergische Reaktion, Urtikaria • Verschlimmerte Allergien (Tierhaare, Nahrungsmittel, Hausstaub, Pollen), • Allergic reaction NOS • Reaktion auf einen Arzneimittelhilfsstoff • Geschwollenes Auge, Nahrungsmittelallergie, Erythem
Infektionen und parasitäre Erkrankungen	• Atemwegsinfektion (common cold) • Bauchfellentzündung (Peritonitis) • Pharyngitis, Rachenreizung, Geschmacksstörung • Pneumonie
Verletzung, Vergiftung und durch Eingriffe bedingte Komplikationen	• Erhöhter Blutdruck, Verordnungsfehler • Bewusstlosigkeit, Verletzung, Kratzer
Untersuchungen (Laborwerte)	• Blutdruckanstieg, erhöhter (systolischer) Blutdruck (10-mal) • Erhöhtes Körpergewicht (Ödeme, Flüssigkeitsretention) • Gewichtsverlust durch Sprue-like enteropathy • Abnormaler Blutzucker • Ungewöhnlicher Geschmack (Dysgeusie)
Stoffwechsel- und Ernährungsstörungen	• Sprue-ähnliche Enteropathie, Atrophie der Darmzotten, wässrige Diarrhöe, Gewichtsverlust • Eisenmangel (2-mal) • Hyperkaliämie, Serumkreatinin erhöht (2-mal) • Hypoglykämie, Hyperkaliämie • Wässriger Stuhl, Dehydratation, (Colitis) • Hyperkaliämie, Schwäche, metabolische Acidose (akute Nierenschädigung)

	• Verstopfung, Appetitstörung, Diarrhöe, vermehrter Durst • Typ-1-Diabetes mellitus, • Diabetes (3-mal) • Hyperglykämie • Hyperkaliämie, Dialyse
Erkrankungen der Skelettmuskulatur-, Bindegewebs- und Knochenerkrankungen	• Nackenschmerzen, Kraftlosigkeit • Morgendliche Steifigkeit, Nackenschmerzen, Gelenkschmerzen
Gutartige, bösartige und unspezifische Neubildungen (incl. Zysten und Polypen)	• Diffuses großes B-Zell-Lymphom, unklassifiziert, NOS • Myelodysplastisches Syndrom • Brustkrebs • Gutartiges Angiom • Maligner Hautkrebs, Lymphom • Wirbel- und Knochenmetastasen • Leukämie
Erkrankungen des Nervensystems	• Kopfbeschwerden (head discomfort) • Hirninfarkt • Kopfschmerzen, Denkstörung • Völlegefühl im Kopf (Druck im Kopf?) (Fullness head) • Schlaganfall, Schlafstörungen, abnormale Träume
Schwangerschaft, Wochenbett und perinatale Erkrankungen	• Frühgeburt, vorzeitiges Platzen der Fruchtblase, Fehlen von Fruchtwasser (Anhydramnion), Lebendgeburt, Kaiserschnitt (Valsartan 239 Tage, ca. 8 Monate 80 mg täglich genommen) Off-Label-Use • Frühgeburt, vorzeitiges Platzen der Fruchtblase, Fehlen von Fruchtwasser (Anhydramnion) (Valsartan 7 Tage, 80 mg täglich, eingenommen) • Fehlen von Fruchtwasser (Anhydramnion) (Valsartan 5 Tage, 160 mg täglich, eingenommen) • Niedriges Geburtsgewicht, erhöhte Reninaktivität im Blut, erhöhte Aldosteronkonzentration im Plasma, Retardation des Fötuswachstums in utero (transplacental 160 mg Valsartan genommen, Dauer unbekannt) • Fehlen von Fruchtwasser (Anhydramnion) • Vorzeitige Geburt, 169 Tage Arzneimittelexposition während der Schwangerschaft, Placentale Insuffizienz, Lebendgeburt • Frühzeitige Wehen
Psychiatrische Erkrankungen	• Depression, Angst • Schlafstörung
Nieren- und Harnwegserkrankungen	• Nierenversagen
Erkrankungen der Geschlechtsorgane und der Brustdrüse	• Brustabszess/-mastitis (Breast mass) • Prostatahyperplasie (2-mal) • Erektile Dysfunktion • Erhöhtes PSA, Brustvergrößerung, Hodenatrophie • Gynäkomastie
Atemwege, Brustraum, Mediastinum	• Blut)bläschen im Rachen, auf der Zunge, im Mund • Aspirationspneumonie • Dyspnoe • Verschlimmertes Asthma
Erkrankungen der Haut und des Unterhautzellgewebes	• keine

Gefäßerkrankungen	• Ödeme, verschlimmerter Bluthochdruck (Rechallenge/Reaction recurred:yes) • Kalte Füße • Angioödem, geschwollene Beine, Varikosis

SCHRIFTENREIHE MASTERSTUDIENGANG CONSUMER HEALTH CARE

herausgegeben von Prof. Dr. Marion Schaefer

ISSN 1869-6627

1 *Lena Harmann*
Patienteninformation und Shared Decision Making im Lichte des Publikumswerbeverbotes für verschreibungspflichtige Arzneimittel
ISBN 978-3-8382-0056-9

2 *Janna K. Schweim*
Untersuchungen zum Arzneimittelversandhandel aus Verbrauchersicht
ISBN 978-3-8382-0071-2

3 *Ansgar Muhle*
Deutsche Gesundheitsportale im Netz
Kritische Einschätzung anhand der gängigen Qualitätssiegel
ISBN 978-3-8382-0086-6

4 *Elizabeth Storz*
Psychopharmakamarkt in Deutschland
Eine Untersuchung zu den Strukturveränderungen durch das Arzneiversorgungs-Wirtschaftlichkeitsgesetz (AVWG)
ISBN 978-3-8382-0109-2

5 *Ursula Sellerberg*
Heilpflanzen-Datenbanken im Internet
Eine kritische Untersuchung anhand verbraucherrelevanter Kriterien
ISBN 978-3-8382-0092-7

6 *Rüdiger Kolbeck*
Arzneimittelfälschungen auf globaler und nationaler Ebene
Eine Studie über das Problembewusstsein bei Patienten und Experten
ISBN 978-3-8382-0155-9

7 *Silke Lauterbach*
Das diabetische Fußsyndrom
Ein Ratgeber zur Identifizierung von Risikopatienten in der Apotheke
ISBN 978-3-8382-0182-5

8 *Judith Rommerskirchen*
Die Arzneimittelrabattverträge der gesetzlichen Krankenversicherungen
Eine Studie über Probleme bei ihrer Umsetzung an der Schnittstelle von Arzt und Apotheker
ISBN 978-3-8382-0253-2

9 *Verena Purrucker*
Möglichkeiten und Grenzen von Franchisesystemen in der zahnärztlichen Versorgung in Deutschland
ISBN 978-3-8382-0186-3

10 *Stefan Prüller*
Risiken und Nebenwirkungen auf der Spur
Konsumentenberichte über unerwünschte Arzneimittelwirkungen als Chance für Krankenkassen
ISBN 978-3-8382-0318-8

11 *Denny Lorenz*
Development of a Standard Report for Signal Verification on Public Adverse Event Databases
ISBN 978-3-8382-0432-1

12 *Kerstin Bendig*
Risikomanagement in der Arzneimittelsicherheit
Ansätze zur Effektivitätsbewertung von Risikominimierungsmaßnahmen in den USA und Europa im Vergleich
ISBN 978-3-8382-0438-3

13 *Dirk Klintworth*
Reporting Guidelines und ihre Bedeutung für die Präventions- und Gesundheitsförderungsforschung
ISBN 978-3-8382-0448-2

14 *Judith Weigel*
Schwangerschaft bei Frauen mit und ohne Autoimmunerkrankungen
Ein Vergleich hinsichtlich der mütterlichen Charakteristika und des Ausgangs der Schwangerschaft
ISBN 978-3-8382-0468-0

15 *Christopher Funk*
Mobile Softwareanwendungen (Apps) im Gesundheitsbereich
Entwicklung, Marktbetrachtung und Endverbrauchermeinung
ISBN 978-3-8382-0493-2

16 *Carmen Flecks*
Auf der Suche nach Psychotherapie
Bedarfsplanung für die Psychotherapie unter besonderer Berücksichtigung des Versorgungsstrukturgesetzes 2012 (GKV-VStG)
ISBN 978-3-8382-0498-7

17 *Beate Kern*
Arzneimittel für seltene Erkrankungen:
Evidenzlevel der Wirksamkeitsstudien, Frühe Nutzenbewertung und Preisentwicklung in Deutschland
ISBN 978-3-8382-0762-9

18 *Heike Dally*
Anforderungen an das Design klinischer Studien in der Onkologie nach Einführung der frühen Nutzenbewertung
ISBN 978-3-8382-0933-3

19 *Malena Johannes*
Big Data for Big Pharma
An Accelerator for The Research and Development Engine?
ISBN 978-3-8382-0942-5

20 *Christian Keinki*
Informationsbroschüren für Krebspatienten
Eine empfehlenswerte Quelle für Ratsuchende?
ISBN 978-3-8382-0920-3

21 *Anne Thoring*
Gesundheits-Applikationen (Apps) von pharmazeutischen Unternehmen und Medizinprodukte-Herstellern
Chancen und Risiken für die Patientenkommunikation
ISBN 978-3-8382-1009-4

22 *Cornelia Wiese*
Frühe Nutzenbewertung von Arzneimitteln aus Sicht der behandelnden Ärzte
ISBN 978-3-8382-0923-4

23 *Raphael Sell*
Arzneimitteltherapiesicherheit aus der Apotheke
Eine Studie zur Medikationsanalyse
ISBN 978-3-8382-1187-9

24 *Moritz Bayer*
Das „Showrooming“-Verhalten von Konsumenten im deutschen Arzneimittel- und Apothekenmarkt
Ursachen, Ausprägungen und strategische Handlungsempfehlungen für die operative Apothekenführung
ISBN 978-3-8382-1160-2

25 *Renate Wittig*
Alternativen zum Psychopharmakaeinsatz in Senioreneinrichtungen
ISBN 978-3-8382-1212-8

26 *Heike Heverhagen*
Vergleich der Nebenwirkungsmeldungen bei Angiotensin-II-Antagonisten aus unterschiedlichen Quellen
ISBN 978-3-8382-1319-4

Die Autorin:

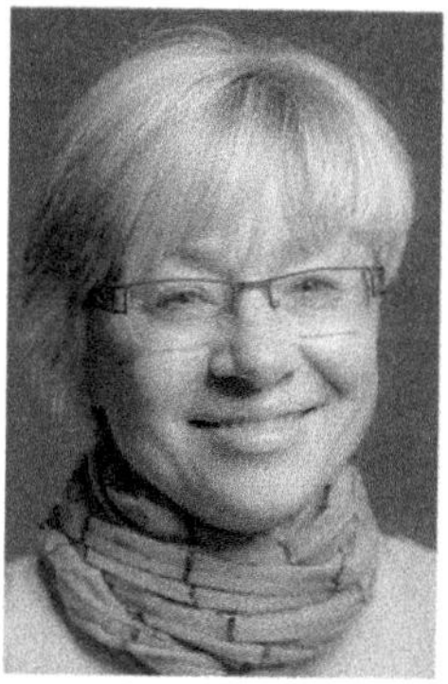

Foto: © Matthias Eimer

Dr. rer. nat. Heike Heverhagen, MSc, Jahrgang 1964, studierte Pharmazie an der Martin-Luther-Universität Halle-Wittenberg und promovierte 1990 zu einer betriebswirtschaftlichen Thematik im Apothekenwesen. Anschließend Tätigkeit in verschiedenen öffentlichen Apotheken. Sie arbeitet seit 2005 in der Prüfungsstelle der Ärzte und Krankenkassen Thüringens.